心アミロイドーシス
病態と治療，画像診断の最前線

監修：磯部光章（榊原記念病院）／編集：井口信雄（榊原記念病院）

ライフサイエンス出版

執筆者一覧

監修

磯部 光章 榊原記念病院 院長

編集

井口 信雄 榊原記念病院 副院長

執筆者

前嶋 康浩 東京科学大学病院 循環器内科

中村 一文 岡山大学病院 重症心不全センター 教授・センター長

遠藤 仁 慶應義塾大学医学部 循環器内科

真鍋 徳子 自治医科大学附属さいたま医療センター 放射線科 教授・科長

水野 直和 榊原記念病院 放射線科

鍵山 暢之, 酒本 暁 順天堂大学 循環器内科

規矩智 千絵 榊原記念病院 臨床検査科
（泉 佑樹 榊原記念病院 循環器内科 医長）

大滝 裕香 榊原記念病院 放射線科 医長

鈴木 康裕 榊原記念病院 放射線科

（掲載順／所属は2024年12月現在のもの）

心アミロイドーシス
病態と治療，画像診断の最前線

目 次

執筆者一覧 ……………………………………………………………… 2

略語一覧 ………………………………………………………………… 4

序文 〈監修〉磯部光章 ………………………………………………… 5

背景 〈編集〉井口信雄 ………………………………………………… 6

第1章　心アミロイドーシスとは

〈病態と治療〉

臨床像を知る　前嶋康浩 ……………………………………………… 10

病理組織から知る　中村一文 ………………………………………… 17

治療法を知る　遠藤 仁 ……………………………………………… 21

第2章　心アミロイドーシスの画像診断

〈MRI〉

心臓MRIを使いこなす　真鍋徳子 …………………………………… 30

心臓MRIの上手な撮り方　水野直和 ………………………………… 35

〈心エコー〉

心エコーを使いこなす　鍵山暢之，酒本 暁 ………………………… 42

心エコーの上手な撮り方　規矩智千絵（泉 佑樹）…………………… 50

〈核医学〉

心臓核医学を使いこなす　大滝裕香 ………………………………… 58

心臓核医学の上手な撮り方　鈴木康裕 ……………………………… 65

略語一覧

AL	amyloid light-chain	免疫グロブリン軽鎖
AS	aortic stenosis	大動脈弁狭窄(症)
ASO	antisense oligonucleotide	アンチセンスオリゴヌクレオチド
ATTRv	hereditary ATTR amyloidosis	遺伝性ATTR アミロイドーシス
ATTRwt	wild-type ATTR amyloidosis	野生型ATTR アミロイドーシス
AVB	atrioventricular block	房室ブロック
BNP	B-type (brain) natriuretic peptide	B型(脳性)ナトリウム利尿ペプチド
DCM	dilated cardiomyopathy	拡張型心筋症
ECV	extracellular volume fraction	細胞外容積分画
GLS	global longitudinal strain	長軸方向ストレイン
HCM	hypertrophic cardiomyopathy	肥大型心筋症
H/CL比	heart-to contralateral	心臓/対側肺比
LGE	late gadolinium enhancement	遅延造影像
LVEF	left ventricular ejection fraction	左室駆出率
M蛋白	monoclonal蛋白	モノクローナル蛋白
NHEJ	nonhomologous end joining	非相同末端結合
NT-proBNP	N-terminal pro-brain natriuretic peptide	B型(脳性)ナトリウム利尿ペプチド前駆体N 端フラグメント
NYHA	New York Heart Asscoiation	ニューヨーク心臓協会
PEA	pulseless electrical activity	無脈性電気活動
PVC	premature ventricular contraction	心室期外収縮
RNase H	Ribonuclease H	リボヌクレアーゼH
ROI	rigon of interest	関心領域
TAVI	transcatheter aortic valve implantation	経カテーテル的大動脈弁置換術
TTR	transthyretin	トランスサイレチン
HFpEF	heart failure with preserved ejection fraction	収縮機能が保たれた心不全
HFrEF	heart failure with reduced ejection fraction	駆出率が低下した心不全

序文

監修：榊原記念病院 院長　**磯部 光章**

　従来，心アミロイドーシスは「稀少な二次性心筋症であり，原因に対する治療法のない難治性疾患」として認知されていた。ところが近年，その概念は大きく変わりつつある。

　まず，未診断例が多数存在することが明らかとなった。かつて，心アミロイドーシスの診断は心エコーによる推定と組織生検による確定に頼ってきたが，諸種画像診断の技術が大幅に向上したためである。

　そして急増する高齢者心不全の多くは，駆出率の低下していない心不全（HFpEF）だが，その中に多数の野生型トランスサイレチン心アミロイドーシス（ATTRwt）の存在が指摘されている。HFpEFの数％がATTRだとすると，推定される罹患者数は膨大である。心アミロイドーシスは加齢性疾患としての位置づけが，より明瞭になってきたと言えよう。

　治療についても，かつては利尿薬や抗凝固薬，ペースメーカなどを用いて対症的に経過を追うほか手だてがなかった。しかし近年，アミロイドの生成そのものを抑制する新しい原因治療薬が複数開発され，2019年にはATTR心アミロイドーシスへの保険適用が承認されている。もはや治療が困難な稀少難病でなく，主要な循環器疾患として変わりつつあることが窺える。

　今後の課題は，スクリーニング検査によって心アミロイドーシスの可能性がある患者を見逃さないこと，さらに可能な限り低侵襲な方法で確定診断を行うこと，そして必要な患者に適切な治療法を選択することであろう。

　以前よりわが国では，アミロイドーシスは難治性疾患政策研究事業の中で研究・診療のなされてきた歴史がある。その後，新たな治療薬の出現に伴って，心アミロイドーシスについて日本循環器学会に研究班が形成され，2020年には診療ガイドラインが公表された。患者数の増加と，急速に進歩する特異的治療薬が出現する中で，虚血性心疾患などと比べ十分なエビデンスに乏しい疾患であり，適切な診断法の普及と治療薬の適用が議論されてきたと言えよう。

　本書は心アミロイドーシスの画像診断に特化した手順書の作成を目指し，榊原記念病院循環器内科の井口信雄氏が中心となってまとめたものである。執筆陣は2024年3月に東京で行われた「心アミロイドーシス画像診断セミナー」で演者を務めた，第一線で活躍する研究者が中心となっている。

　心アミロイドーシスはまだまだ未知の部分が多い疾患であり，エビデンスも乏しく，今後の臨床・研究の課題も多様である。その中で，本書には本疾患の最先端の知見と，現在までの診療・研究の到達点が示されている。

　本書が今後の研究の道しるべとなり，また心アミロイドーシス患者の適切な診療と学術方面での進歩につながることを祈念している。

背景

編集：榊原記念病院 副院長　井口 信雄

　心アミロイドーシスは，アミロイドと呼ばれる異常蛋白が心臓に沈着して機能障害を来す疾患であり，臨床現場では心不全の要因として必ず考慮すべきものである。

　しかしこれまでは，診断や治療が困難であることから，病状が進行するまで見逃される，あるいは積極的に診断されないことも少なくなかった。

　ところが近年，画像診断技術の向上によって高い精度でProbable診断が可能となり，また治療薬も開発されるようになったことから，臨床現場では積極的に診断を試みるようになっている。

　さらに，2024年4月からは従来のDefinite（確定診断）に加えProbable診断の段階でも指定難病の申請が可能となり，画像診断はますます重要になったと言えるだろう。中でも以下に述べる画像検査は診断において中心的な役割を果たしており，それぞれに特徴がある。

心エコー検査

　心エコー検査は，手軽にリアルタイムで心臓の動きや形態を観察できるので，心アミロイドーシス診断に欠かせない手法である。アミロイドが心筋に沈着すると，心室壁の肥厚や拡張能の低下などが見られ，granular sparkling といった特徴的なエコー反射の見られることがある。またストレインエコーでは，左室基部の収縮能が低下し心尖部が保たれることによる apical sparingという特徴的なパターンがあり注目されている。

心臓MRI検査

　MRIは心筋の組織性状や構造を詳細に描出できるため，アミロイド沈着を高精度に評価することが可能である。特にT1 mappingや遅延造影（LGE）を組み合わせた検査は，心アミロイドーシス診断に非常に有用であり，特に心内膜優位な遅延造影は特徴的である。また，びまん性にアミロイドの沈着が見られると正常心筋をnull（ゼロ）に設定することが困難となり「技師泣かせの疾患」とも言われるが，このときに心アミロイドーシスの診断に気づくことも少なくない。

心臓核医学（シンチグラフィ）検査

　近年，骨シンチグラフィを利用した診断が注目されている。ATTR心アミロイドーシスにおいて高い感度と特異度が報告されていることから，非侵襲的な画像診断の中心的な役割を担っていると言える。しかし，しばしば偽陽性などの見られることがあり，今後は精度管理が重要となっていくだろう。

このような非侵襲的な画像診断技術の進歩により心アミロイドーシスの診断精度が向上し，早期診断，早期治療に向けて動き始めているのは事実だが，そのためにはこれらの検査を正しい方法で用い，知識のある専門家による読影が大切になる。

　特に骨シンチグラフィで偽陽性が見られる多くの原因は，検査そのものが「骨への集積を見ることが目的」であることに起因しているのではないだろうか。そうであれば，これからは核医学検査を「**心アミロイドーシス診断のためのシンチグラフィ**」と捉え，使用する放射性医薬品や撮像方法などを考えて標準化していく必要がある。

　本書は各分野の専門家に協力してもらい，心アミロイドーシスの概要を解説した後，心エコー，心臓ＭＲＩ，心臓核医学（シンチグラフィ）を診断に用いることの有用性や具体的な方法について，わかりやすく詳述したつもりである。臨床現場の医師や診療放射線技師，臨床検査技師の方々にご利用いただくことで，さらに議論が深まり，これらの画像診断の有用性が高まることに繋がれば幸いである。

　本書が心アミロイドーシス診療に携わる医療従事者にとって，診断精度向上の一助となることを願っている。

第 1 章

心アミロイドーシスとは

＜病態と治療＞

臨床像を知る

東京科学大学病院 循環器内科　前嶋 康浩

ここがポイント！

- ATTR心アミロイドーシスは心不全の原因疾患のひとつであるが，病因に治療介入することが可能なため見逃してはならない。
- 野生型ATTR心アミロイドーシスは，高齢者に限れば決して稀な疾患ではない。
- ATTR心アミロイドーシスは，手根管症候群や心房細動，HFpEF，大動脈弁狭窄症といったcommon diseasesの中に少なからず潜在している。

1. はじめに

　心不全の患者数が年々増加していることは，わが国の医療において早急に対処すべき最重要課題のひとつである。

　近年，左室収縮能が低下したタイプの心不全（HFrEF）に予後改善効果のある治療法として，β遮断薬，ミネラルコルチコイド受容体拮抗薬，アンジオテンシンⅡ受容体拮抗薬／ネプリライシン阻害薬，SGLT2阻害薬から構成される"Fantastic Four"が確立した[1]。また，SGLT2阻害薬は左室収縮能が保たれたタイプの心不全（HFpEF）患者の予後改善効果をも有することが明らかとなるなど[2]，心不全に対する薬物治療は急速な進展を遂げている。

　しかし，これらの治療法は依然として対症療法に過ぎず，根本的な治療の確立には至っていない。このため，原疾患の治療介入が可能な心不全患者に対しては，その原疾患を見逃さないことが重要である。

　左室肥大は全人口の15〜20％に認められるが[3]，うっ血性心不全のほか，突然死のリスクを高める致死性不整脈，左室流出路の狭窄による眩暈や失神，また心房細動に伴う血栓塞栓症による心原性脳梗塞など，重篤な病態を引き起こすリスクがあるため，放置してはならない。ただ，左室肥大の原因として頻度が高い高血圧性心疾患や大動脈弁狭窄症は有効な治療法が整ってきているものの，肥大型心筋症や遺伝性心疾患の多くは治療介入手段が限られているのが現状である。

　その一方，近年になっていくつかの左室肥大を来す二次性心筋症において，その病因に治療介入することが可能となりつつある。その結果，疾患の探索が積極的に行われるようになり，心ファブリー病や心アミロイドーシスなどの疾患は想定されていたよりも有病率の高いことが明らかとなった。

　本稿では，これらの疾患のうち，ATTR心アミロイドーシス（ATTR-CA）の臨床像について概説する。

2. ATTR-CAの病因

　心アミロイドーシスは，折りたたみ不全を起こした異常蛋白が凝集体（アミロイド）を形

第1章　心アミロイドーシスとは

> **図1** ATTRのペプチド構造がレドックス修飾, 遺伝子変異(Val30Met)によって受ける影響

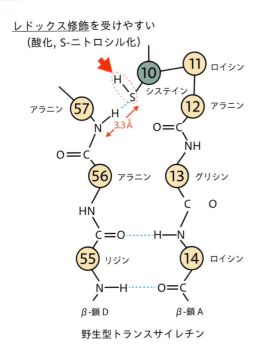
野生型トランスサイレチン

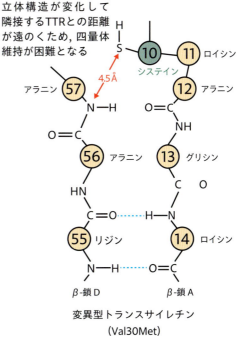
変異型トランスサイレチン
(Val30Met)

(文献5より作図)

成し, 心臓に沈着することで心機能障害を引き起こす疾患の総称である。

　主な原因物質は, 免疫グロブリンL鎖とトランスサイレチン(TTR)である。TTRは主に肝臓から産生されるプレアルブミンで, 通常は四量体を形成して甲状腺ホルモンと結合し, 血流を介して各臓器に甲状腺ホルモンを運搬する役割を担っている。ただ, 単量体のTTRはβシート構造が豊富であるため非特異的に凝集して各臓器に沈着しやすい性質を有しており, これがアミロイドーシスを引き起こす原因となっている[4]。

　TTRを原因物質とするアミロイドーシス(ATTRアミロイドーシス)は遺伝性と野生型の2種類の病型に分類され, そのうち遺伝性TTR(ATTRv)アミロイドーシスは遺伝子変異に基づくTTRのアミノ酸変異のために立体構造に変化が起こり, 四量体の形成能が低下する。このようなTTRの変異による四量体の形成能低下には, TTRのN末端から10番目にあるシステイン残基(Cys10)が深く関与している[5]。

　変異型TTRはアミノ酸変異により立体構造が変化してしまい, Cys10と相対するTTRのアミノ酸残基との結合力が低下するため四量体形成能が低下し(図1)[5], 結果としてアミロイドを形成しやすくなる。このTTRにおけるCys10は酸化やS-ニトロシル化などレドックス修飾を受けやすく, Cys10が修飾されるとTTRの四量体が不安定となることから, TTRに変異を有さなくても野生型TTR(ATTRwt)アミロイドーシスを発症する原因である可能性が指摘されている(図1)[5]。

　実際, 日本では80歳以上の剖検例12%に野生型TTRの全身臓器への沈着が観察されている[6]。

11

主なTTR由来のアミロイド沈着部位は心筋，腎盂，肺実質，大血管壁であり，加齢とともにアミロイド沈着が進行する。

3. ATTR-CAの疫学

ATTRvアミロイドーシスは，TTRをコードする*TTR*遺伝子の変異を原因とする常染色体優性の遺伝性疾患である。

これまでに*TTR*遺伝子は150種類以上の変異型が報告されており，わが国でもっとも頻度が高いのは，30番目のアミノ酸であるバリンがメチオニンに変異する，Val30Met変異型である[7]。長野県と熊本県に大きな患者集積地があるが，非集積地にも患者は散在することが明らかとなっている。

厚生労働省「アミロイドーシスに関する調査研究班」による疫学調査によると，国内の推定患者数は約830人にとどまっているが，未診断例を含めると実際の患者数はより多いと考えられている[8]。

ATTRwtアミロイドーシスもかつては稀少疾患と考えられていたが，実際は想定されていたよりもはるかに患者数の多いことが明らかになっている。

イタリアのトスカーナ地方で行われた研究によると，開業医に登録されていた65〜90歳の患者2566人についてATTRwt心アミロイドーシス（ATTRwt-CA）の有無について検討したところ，有病率が0.46%だった[9]。稀少疾患は「有病率が0.06%未満の疾患」と定義されていることを考慮すると，ATTRwt-CAは稀少疾患とは言えないことを本研究結果が示唆している。

また，肥大型心筋症の有病率は0.2%[10]，拡張型心筋症の有病率は0.25〜0.4%[11]と，ほかの心筋症と比較しても，ATTRwt-CAの有病率が決して少なくないことが判明した。ATTRwt-CAはかつて「老人性心アミロイドーシス」と称されていた通り，加齢と共にその有病率は上昇するが，その傾向が年々顕著になっていることも疫学調査で示されている[12]。

4. ATTRvアミロイドーシス患者の特徴：症状と予後

ATTRvアミロイドーシスはかつて「家族性アミロイドポリニューロパチー」と称されていた通り，末梢神経および自律神経障害が初発症状として現れることが多い。特に，集積地の若年発症 ATTRvアミロイドーシス患者（Val30Met変異型）は病初期から，起立性低血圧や排尿障害，嘔吐，下痢，便秘といった自律神経障害が顕著である。

進行期には重度の起立性低血圧，嘔吐発作，ネフローゼ症候群，腎不全，蛋白漏出性胃腸症，重度の緑内障などを呈する。

ATTRv-CAの発症に伴う心不全および致死的不整脈のほか，呼吸筋麻痺，脳血管のアミロイド沈着による脳出血などが死因となることが多い。

未治療の場合，ATTRvアミロイドーシス発症からの平均余命は，集積地のATTRvアミロイドーシス（Val30Met変異型）は約10年，非集積地の高齢発症ATTRvアミロイドーシス（Val30Met変異型）は約7年である。非Val30Met変異型を有するATTRvアミロイドーシス患者も，未治療であれば発症後の平均余命は約10年である[13]。

5. Common diseasesに潜在しているATTR-CA

① 手根管症候群

ATTRwtアミロイドーシスは，50〜70歳代に初発症状として両側の手根管症候群が現れることが多い。この症状が現れてから10年ほど後に心房細動を合併し，さらに10年ほど経過するとATTRwt-CAを発症して心不全に至る経過が知られている。

| 表1 | 手根管症候群および肩関節症の手術検体におけるアミロイド沈着率 |

A. 筆者の所属する施設の報告[14]

	手根管症候群	肩関節症
手術症例数	33例	41例
平均年齢	70歳	62歳
男女比	6:27	21:20
アミロイド沈着(率)	12例 (36.4%)	3例 (7.3%)
心アミロイドーシス合併	2例 (6.1%)	0例 (0%)

B.熊本大学の報告[15]

	手根管症候群
手術症例数	120例
平均年齢	70.4歳
男性	57%
アミロイド沈着(率)	44例 (37%)
心アミロイドーシス合併	6例 (5%)

このようにATTRwtアミロイドーシスは，心症状の発現に先行して手根管症候群を発症することが多いため，ATTRwt-CAを疑った場合は手根管症候群の存在を示唆する身体所見の有無に注意する必要がある。

また，同じく整形外科領域の疾患である脊柱管狭窄症を合併する例もしばしば見られるため，このことについても考慮すべきである。

筆者の所属する施設で行った調査によれば，手根管症候群の手術を受けた症例から得られた手術検体にコンゴーレッド染色を施した結果，36.4%の症例にアミロイド沈着が認められ，そのうち6.1%がATTRwt-CAを合併していることが判明した(**表1A**)[14]。

また，熊本大学から報告された調査結果でも，手根管症候群患者の5%にATTRwt-CAの合併が確認されている(**表1B**)[15]。

これらの知見は，手根管症候群の手術検体を精査することで早期にアミロイドーシスの合併症例を診断する可能性を示唆しており，今後ATTRwt-CAの発症リスクが高い患者を早期に見いだす手法として期待されている。

② **心房細動および心伝導障害**

先に述べた通り，ATTRwtアミロイドーシス患者において，手根管症候群に続いて合併するのが心房細動である。実際に，遺伝性，野生型を問わずATTR-CA患者では，心房細動の合併率が非常に高いことが知られている。経食道心エコー検査では，心房細動を合併したATTR-CA症例の67%に「もやもやエコー」，28%に心房内血栓が認められたと報告されている[16]。

また，心房細動を合併していたATTR-CA患者の約半数が持続性心房細動を呈していたことが発表されている[17]。

特に，ATTRwt-CA患者における心房細動の発症率は44〜76%と非常に高いことが知られている[18]。

一般に，心アミロイドーシスの病期や心不全症状が重症化するにつれて心房細動の合併率は高くなる傾向にあるが，ATTRwt-CAでは軽症の段階から心房細動を合併しやすい特徴がある。

心房細動患者全体にどれほどのATTR-CA患者が潜んでいるのかについて，本格的に調査された研究は未だ存在しない。しかしながら，佐賀大学のグループからの報告によれば，心房細動に対してカテーテルアブレーション治療を受けた242例のうち，心房筋生検の病理組織検査でアミロイド沈着を認めた症例が12例(4.9%)存在したことが示されており[19]，心房細動患者全体の中にも少なからずATTR-CA患者の潜在している可能性が示唆されている。

ATTR-CA患者は房室ブロックなどの心伝導障害を合併する割合が高く，心伝導障害を契機にATTR-CAが診断されることも少なくない。実際，筆者の施設では，ペースメーカ植え込み術時に皮下組織を採取して病理診断を

図2　わが国における心収縮能別に見た心不全患者の割合の変化

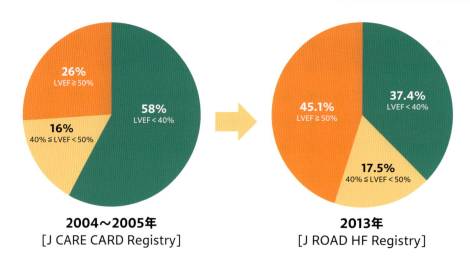

2004〜2005年
[J CARE CARD Registry]

2013年
[J ROAD HF Registry]

2004〜2005年における心不全患者の実態を調査したJ CARE CARD Registryの結果と，2013年における心不全患者の実態を調査したJ ROAD HF Registryの結果を比較すると，左室収縮能別に分類した心不全患者の割合がHFrEF優勢からHFpEF優勢へ変化していることがわかる。

（文献20・21より作図）

行い，ATTR-CAの診断に至った症例を複数経験している。

③　左室収縮能が保たれたタイプの心不全（HFpEF）

かつては心室の「収縮能」の障害が主病態であるHFrEF患者数が圧倒的に多かったが，近年は心室の「拡張能」の障害が主病態であるHFpEFの患者数が増加しており，その傾向は年々顕著になっている。

2004〜2005年におけるわが国の慢性心不全患者の割合は，HFrEF患者が58%を占めていたのに対してHFpEF患者は26%にとどまっていた[20]。ところが，2013年におけるわが国の慢性心不全患者の割合は，HFrEF患者が37.4%に低下したのに対してHFpEF患者は45.1%に増加していた[21]（図2）。この傾向は止まることはなく，今後しばらくはHFpEF患者数がますます増えていくと予測されている。

それに加えて，HFpEF患者の予後改善効果のある治療薬がHFrEFと比べて限られていることもあり，HFpEFは心不全を克服する上で最大の課題となっている。

このような難治性の病態かつ増加傾向にあるHFpEFに，ATTR-CA患者が少なからず潜在することが最近明らかとなってきた。

2020年に米国から報告された研究によると，HFpEF患者の心筋生検検体を病理学的に解析した結果，14%のHFpEF患者にアミロイド沈着が認められた[22]。また，左室壁厚が12mmを超える60歳以上のHFpEF患者において，心筋へのTTR沈着を示す^{99m}Tc-DPDシンチグラフィ陽性例は13%に上ることが報告されている[23]。さらに，岡山大学が2023年に報告した研究では，HFpEF患者の14.2%が^{99m}Tc-PYPシンチグラフィ陽性であったことが報告されている[24]。

このような結果から，HFpEF患者の約1割がATTR-CAである可能性が示唆されている。

④　大動脈弁狭窄症

高齢者の大動脈弁狭窄症患者においても，

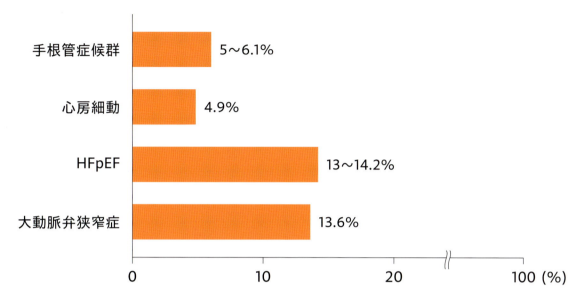

図3 ATTR心アミロイドーシスが各疾患に占める割合

（文献14・15・19・22・23・24・25より作図）

ATTR-CAが少なからず潜在している可能性が示唆されている。

最近報告されたメタ解析の結果によると，経カテーテル的大動脈弁置換術（TAVI）を施行された大動脈弁狭窄症患者にはATTR-CAが13.6％合併していたと示されている[25]。

ATTR-CAを合併した大動脈弁狭窄症では，low-flow, low-gradientの大動脈弁狭窄の病態を呈することが多い。またATTR-CA合併例では，大動脈弁狭窄の進行が比較的速いのも特徴である。しかし，ATTR-CAと高度大動脈弁狭窄症はどちらも左室肥大を引き起こすため，両疾患の合併を初期段階で見分けることは困難である。そのような場合，複数の画像モダリティから得られた所見を統合して判断する必要がある。

また，大動脈弁狭窄症に対して大動脈弁置換術やTAVIなどの治療介入を行ったにもかかわらず，心不全増悪を繰り返す場合にはATTR-CAの合併を積極的に疑う必要がある。

6. おわりに

ATTR-CAは，手根管症候群や心房細動，HFpEF，大動脈弁狭窄症といったcommon diseasesに潜在しているにも関わらず，これまではその多くが見逃されてきた可能性が高い[4]（図3）。しかし本疾患は，対症療法ではなく疾患の原因を標的とした治療法が存在する数少ない心筋疾患であるので，早期診断と適切な治療が極めて重要であることを強調しておきたい。

> コラム

野生型TTRがアミロイドを形成する原因は？

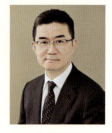

前嶋康浩

　野生型TTRがアミロイドを形成する原因については，TTRのN末端から10番目に位置するシステインへの活性酸素などによるレドックス修飾が四量体の安定性を妨げる可能性があることは，本文で解説した通りである。しかし実は，野生型TTRそのものが容易に単量体となりうる"潜在的にアミロイドを形成しやすい性質"を有していることも指摘されている。

　健常者では，TTR単量体やアミロイド化したTTR凝集体は正常に分解されるため，アミロイドの沈着が抑えられている。しかし加齢とともにTTR分解機能が低下し，結果としてアミロイドーシスを発症するのではないかと想定されている。

　20世紀後半にヒトの寿命が急激に延びたことにより，体内にはアミロイドの蓄積に対抗する十分な防御機構が備わっていないため，高齢化とともにアミロイドーシス患者が増加しているものと考えられる。ヒトがアミロイドの分解系を体内に備えるようになるには気の遠くなるような時間がかかることから，TTRを含むアミロイド形成物質の分解システムの解明と，そのメカニズムを補完する治療法の開発が，今後のアミロイドーシス克服において重要であろう。

文献

1) Bauersachs J.; Heart failure drug treatment: the fantastic four. Eur Heart J. 2021; 42: 681-683.
2) Vaduganathan M, et al.; SGLT-2 inhibitors in patients with heart failure: a comprehensive meta-analysis of five randomised controlled trials. Lancet. 2022; 400: 757-767.
3) Cuspidi C, et al.; Prevalence of left-ventricular hypertrophy in hypertension: an updated review of echocardiographic studies. J Hum Hypertens. 2012; 26: 343-349.
4) Ruberg FL, et al.; Transthyretin Amyloid Cardiomyopathy: JACC State-of-the-Art Review. J Am Coll Cardiol. 2019; 73: 2872-2891.
5) Takaoka Y, et al.; Cysteine 10 is a key residue in amyloidogenesis of human transthyretin Val30Met. Am J Pathol. 2004; 164: 337-345.
6) Ueda M, et al.; Clinicopathological features of senile systemic amyloidosis: an ante- and post-mortem study. Mod Pathol. 2011; 24: 1533-1544.
7) Yamashita T, et al.; Genetic and clinical characteristics of hereditary transthyretin amyloidosis in endemic and non-endemic areas: experience from a single-referral center in Japan. J Neurol. 2018; 265: 134-140.
8) 厚生労働科学研究費補助金（難治性疾患等政策研究事業（難治性疾患政策研究事業））アミロイドーシスに関する調査研究．平成27年度総括研究報告書．2016: 31-43.
9) Aimo A, et al.; Wild-type transthyretin cardiac amyloidosis is not rare in elderly subjects: the CATCH screening study. Eur J Prev Cardiol. 2024; 31: 1410-1417.
10) Elliott PM, et al.; 2014 ESC Guidelines on diagnosis and management of hypertrophic cardiomyopathy: the Task Force for the Diagnosis and Management of Hypertrophic Cardiomyopathy of the European Society of Cardiology (ESC). Eur Heart J. 2014; 35: 2733-2779.
11) Huggins GS, et al.; Prevalence and Cumulative Risk of Familial Idiopathic Dilated Cardiomyopathy. JAMA. 2022; 327: 454-463.
12) Ney S, et al.; Epidemiology of cardiac amyloidosis in Germany: a retrospective analysis from 2009 to 2018. Clin Res Cardiol. 2023; 112: 401-408.
13) Yamashita T, et al.; Natural history and long-term effects of variant protein reduction in non-V30M ATTR amyloidosis. Neurology. 2019; 93: 714-716.
14) Yamada E, et al.; Prevalence of amyloid deposition and cardiac amyloidosis in shoulder disease compared to carpal tunnel syndrome. JSES Int. 2024; 8: 349-354.
15) Takashio S, et al.; Prevalence of Cardiac Amyloidosis in Patients Undergoing Carpal Tunnel Release With Amyloid Deposition. Circ J. 2023; 87: 1047-1055.
16) El-Am EA, et al.; Direct Current Cardioversion of Atrial Arrhythmias in Adults With Cardiac Amyloidosis. J Am Coll Cardiol. 2019; 73: 589-597.
17) Krishnappa D, et al.; Atrial Fibrillation in the Elderly: The Role of Sub-Clinical Isolated Cardiac Amyloidosis. Sci Rep. 2019; 9: 16584.
18) Longhi S, et al.; Atrial fibrillation in amyloidotic cardiomyopathy: prevalence incidence risk factors and prognostic role. Amyloid. 2015; 22: 147-155.
19) Takahashi Y, et al.; Histological validation of atrial structural remodelling in patients with atrial fibrillation. Eur Heart J. 2023; 44: 3339-3353.
20) Tsuchihashi-Makaya M, et al.; Charactzeristics and outcomes of hospitalized patients with heart failure and reduced vs preserved ejection fraction. Report from the Japanese Cardiac Registry of Heart Failure in Cardiology (JCARE-CARD). Circ J. 2009; 73: 1893-1900.
21) Horiuchi Y, et al.; Prevalence, characteristics and cardiovascular and non-cardiovascular outcomes in patients with heart failure with supra-normal ejection fraction: Insight from the JROADHF study. Eur J Heart Fail. 2023; 25: 989-998.
22) Hahn VS, et al.; Endomyocardial Biopsy Characterization of Heart Failure With Preserved Ejection Fraction and Prevalence of Cardiac Amyloidosis. JACC Heart Fail. 2020; 8: 712-724.
23) González-López E, et al.; Wild-type transthyretin amyloidosis as a cause of heart failure with preserved ejection fraction. Eur Heart J. 2015; 36: 2585-2594.
24) Naito T, et al.; Prevalence of transthyretin amyloidosis among heart failure patients with preserved ejection fraction in Japan. ESC Heart Fail. 2023; 10: 1896-1906.
25) Fatima K, et al.; Concomitant transthyretin cardiac amyloidosis in patients undergoing TAVR for aortic stenosis: A systemic review and meta-analysis. Int J Cardiol. 2024; 402: 131854.

＜病態と治療＞

病理組織から知る

岡山大学病院 重症心不全センター　教授・センター長　中村 一文

ここがポイント！

- 確定診断には病理検査が必要。
- 原因不明の左室肥大は心アミロイドーシスを疑う。
- 生検は心筋が最適だが，アミロイドーシスが全身性であることを考えて他臓器生検の選択肢もあり得る。

---

1. アミロイドーシスとは

　アミロイドーシスとは，アミロイドと呼ばれる不溶性で線維状の異常蛋白質（図1）が全身のさまざまな臓器に沈着し，機能障害を起こす疾患の総称である。

　アミロイドーシスの中でも心臓の間質にアミロイド線維が沈着し，形態的かつ機能的な異常を来す病態を心アミロイドーシスと呼ぶ。確定診断には病理検査が必要である。

　アミロイド前駆蛋白は30種類以上あり，このうち心アミロイドーシスを引き起こす主なものに，免疫グロブリン軽鎖とトランスサイレチン（transthyretin：TTR）由来のアミロイドがある。それぞれ「AL心アミロイドーシス」と「ATTR心アミロイドーシス」とされている[1]。

2. 心アミロイドーシスの診断

早期診断に向けて公開されている日本版Red-flagと診断アルゴリズム（図2）[2]について，解説する。

① 左室肥大，特に原因不明の心室壁厚の増加は，心アミロイドーシスの顕著な特徴である。そのため左室肥大を呈する患者，中でもそれが原因不明の場合には心アミロイドーシスを疑う。

　日本版Red-flagではATTR心アミロイドーシスを早期に診断するためのカットオフポイントとして，「左室壁の厚さが12mmを超える」と設定している。

② さらに次のうち，ひとつ以上の所見があれば心アミロイドーシスを疑い，次のステップに進む。

- 心不全症状
- 心電図所見（QRS低電位，偽梗塞パターン）
- 年齢60歳以上
- 臨床検査所見（NT-proBNP，高感度トロポニンTまたはI）
- 画像所見（エコー，心臓MRI）
- 既往症（手根管症候群，脊柱管狭窄症）

③ 次のステップとして，^{99m}Tc-PYPシンチグラフィとM蛋白の検出検査（血清遊離軽鎖，血

図1　ATTR心アミロイドーシスの電子顕微鏡像

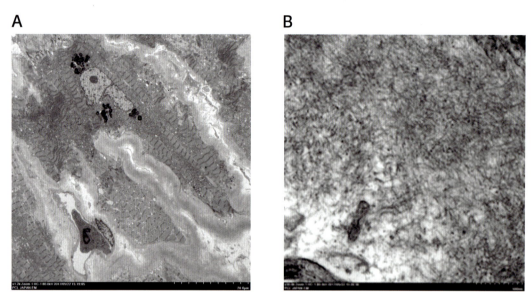

A. 横紋構造を示す心筋の周囲に，濃い灰色のアミロイドの沈着を認める。
B. 拡大すると8〜15 nmの線維構造を認める。

図2　早期診断のための日本版Red-flagと診断アルゴリズム

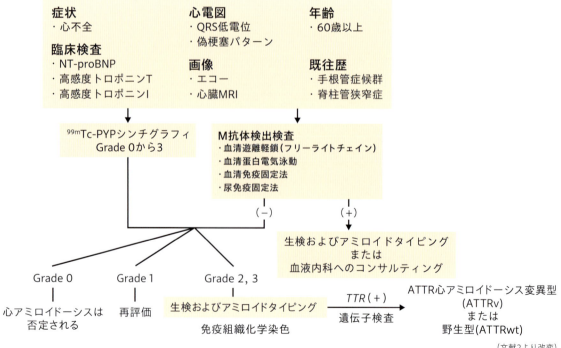

（文献2より改変）

第1章 心アミロイドーシスとは

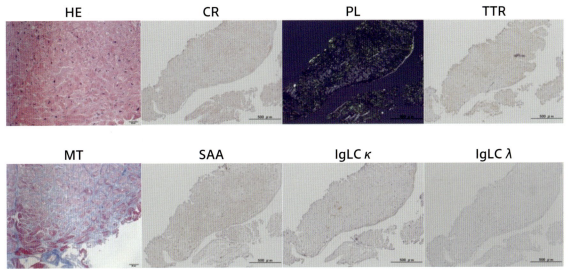

図3 ATTR心アミロイドーシスの心筋生検像

(岡山大学病院・熊本大学アミロイドーシス診療センターより)

清蛋白電気泳動，血清免疫固定法，尿免疫固定法)を行う。

④ATTR心アミロイドーシスに対する^{99m}Tc-PYPシンチグラフィの感度および特異度は，それぞれ58〜99％，79〜100％であり，偽陽性の大部分はALアミロイドーシスで，それを除外するとほぼ100％の診断率と報告されている[3]。

血液プールに^{99m}Tc-PYPが生理的に蓄積されるので，プラナー画像では偽陽性となる可能性があり，心筋と血液プールの取り込みをより正確に評価するために，SPECT(Single Photon Emission Computed Tomography)を行うことが推奨される。

⑤^{99m}Tc-PYPシンチグラフィが陽性であれば，生検と免疫組織化学染色によるアミロイドタイピングを行う。免疫組織化学染色にてTTR陽性であれば，*TTR*遺伝子診断にて野生型(ATTRwt)と変異型(ATTRv)との鑑別を行う。

3. 生検部位について

生検部位に関しては，直接証明となる心筋からの生検が最適ながら，生検リスクを考慮すべき症例においては，アミロイドーシスが全身性である点を考えて，消化管や腹壁脂肪組織など他臓器生検の選択肢もあり得る。

4. ATTR心アミロイドーシスの病理組織像

図3に心筋生検像を示す。アミロイドはヘマトキシリン・エオジン(HE)染色では無構造なピンク色の沈着物，マッソントリクローム(MT)では無構造な青みがかった灰色を沈着物として認める。

アミロイドは，病理学的にコンゴーレッド(CR)染色で橙赤色に染まり，偏光顕微鏡(PL)

下でアップルグリーン色の複屈折を示す．

免疫組織化学染色では，コンゴーレッド染色で認めるアミロイド沈着陽性部位と，トランスサイレチン（TTR）の陽性部位がもっとも一致している．

5. AL心アミロイドーシスの病理組織像

図4に心筋生検像を示す．アミロイド沈着の陽性部位と，L鎖（λ型）の陽性部位がもっとも一致している．

図4 AL心アミロイドーシスの心筋生検像

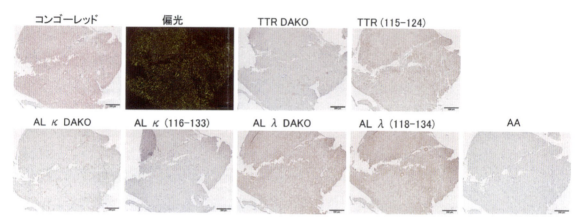

（岡山大学病院・熊本大学アミロイドーシス診療センターより）

コラム

「見つかる」から「見つける」に

従来より，全身性アミロイドーシスの中でも，心アミロイドーシスは有効な治療法がなく，非常に予後の悪い疾患であった．

したがって循環器内科医にとって，心アミロイドーシスの診療は「見つかる」という受動的な姿勢だったように思う．

近年，ATTR心アミロイドーシスにおいては，疾患特異的な治療がなされるようになり，予後が改善してきている．

もはや心アミロイドーシスの診療は，積極的に探していく「見つける」姿勢に変わってきたと言えよう．

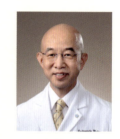

中村一文

文献
1) 日本循環器学会. 2020年版心アミロイドーシス診療ガイドライン. https://www.j-circ.or.jp/cms/wp-content/uploads/2020/02/JCS2020_Kitaoka.pdf ［2024年11月閲覧］
2) Inomata T, et al. Diagnosis of wild-type transthyretin amyloid cardiomyopathy in Japan: red-flag symptom clusters and diagnostic algorithm. Esc Heart Fail. 2021;8:2647-2659.
3) Gillmore JD, et al. Nonbiopsy Diagnosis of Cardiac Transthyretin Amyloidosis. Circulation. 2016;133:2404-2412.

＜病態と治療＞

治療法を知る

慶應義塾大学医学部 循環器内科　遠藤 仁

ここがポイント！

- AL心アミロイドーシスの標準治療として，ヒト型抗CD38モノクローナル抗体ダラツムマブを含む4剤化学療法であるDCyBorD療法が登場し，本疾患を治療できる時代が到来した。
- 現在，ATTR心アミロイドーシスに対しては四量体安定化薬タファミジスが唯一の疾患修飾薬であり，長期成績からも本剤の有効性・安全性がより堅固になっている。
- 新たな四量体安定化薬acoramidisと核酸医薬siRNA vutrisiranの第Ⅲ相試験の結果が開示され，それぞれの有効性・安全性が明らかとなった。
- CRISPR-Cas9を用いた遺伝子編集や，抗体医薬によるアミロイドdepletionといった新たな基軸の薬剤が積極的に開発されている。

1. はじめに

2019年まで，心アミロイドーシスには有効な治療手段が一切なかった。それまで疾患に特異的な薬剤はなく，標準的な心不全治療薬も低血圧や徐脈を来しやすく，有効性も判然としないため，体液管理だけの消極的な治療で凌ぐ時代が長く続いた。

病理主体の診断はどの施設でも正確に行えるわけではなく，他施設を頼りながら診断を進めていくため手間も時間もかかり，たとえ診断が確定できたとしても，治療手段がなく予後が短いことを本人に伝えるのが精一杯という状況であった。

しかし現在，心アミロイドーシスを来すすべての病型について，予後を改善する有効な治療法が創出されている（図1）。そのため，より積極的に正確かつ早期に診断することの意義・重要性が高まっている。

以下に，各病型で画期的に進歩している治療法について紹介する。

2. AL心アミロイドーシスにおける標準治療の誕生

ALアミロイドーシスは，骨髄の異常な形質細胞が産生するイムノグロブリン自由軽鎖がアミロイド線維を形成し，組織に沈着することで発症する。

AL心アミロイドーシスは，症例数は少ないものの，著しい拡張障害の重症心不全として循環器診療で一定頻度経験する。心病変の重症度によって予後が規定され，もっとも進んだ病期では半年に約半数が亡くなる，進行が極めて速い疾患である。

心症状をきっかけに診断された場合，進行例であることが多く，従来は有効な治療法がなかったため積極的な加療ができず，診断してすぐに緩和医療を提案することもままあった。

AL心アミロイドーシスの治療は，アミロイ

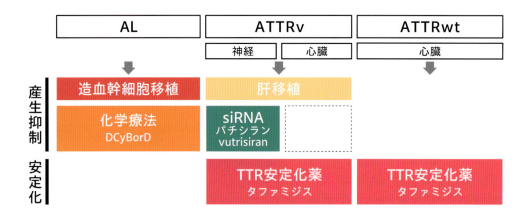

図1　心アミロイドーシスに対する現在の治療選択肢

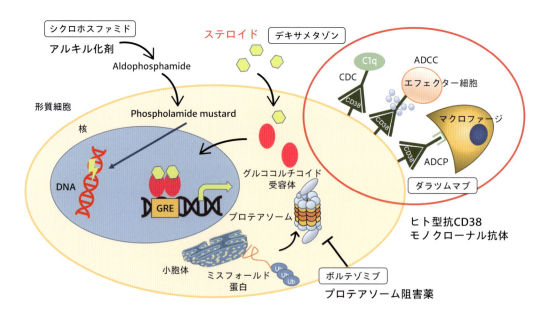

図2　DCyBorD療法の4剤の作用機構

ド前駆蛋白を産生する異常形質細胞を減少させる化学療法や造血幹細胞移植になるが，造血幹細胞移植の適応は心病変がなく全身状態が落ち着いている症例に限られる。化学療法も，MD療法（メルファラン，デキサメタゾン）が本邦でこれまで長く実施されてきたが，進行した心病変には十分な治療効果を期待できなかった。

2021年，ヒト型抗CD38モノクローナル抗体ダラツムマブを含む4剤化学療法であるDCyBorD療法（ダラツムマブ，シクロホスファミド，ボルテゾミブ，デキサメタゾン）の有効性・安全性を評価したANDROMEDA試験[1]の結果が公開された。

ダラツムマブは，形質細胞に高発現する表面抗原であるCD38に対して選択的に作用する抗体医薬で，骨髄腫の治療薬として開発された（図2）。形質細胞に対するkey drugである

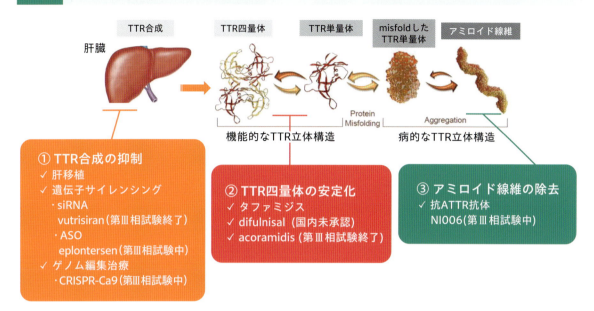

図3 ATTRアミロイドーシスの治療戦略

プロテアソーム阻害薬やステロイドなどを含む3剤治療CyBorDと比較し，ダラツムマブを含むDCyBorD 4剤治療は高い有効性が示されている。

特筆すべきは，速やかな血液学的反応と高い寛解導入率 59% (vs CyBorD 19%)であり，それに伴い十分な臓器改善効果が得られている。NT-proBNPやNYHA分類で評価した心病変の改善は6か月で42% (vs CyBorD 22%)と，飛躍的に向上している。

2021年8月，本邦においてもDCyBorD療法がALアミロイドーシスに対して保険承認され，初めて本症の標準治療が誕生した。

この4剤化学療法の安全性・有効性から，治療に反応が見られた症例では，造血幹細胞移植にあえて踏み切らず，本化学療法を継続する選択も考慮し得る[2]。

3. 革新するATTR心アミロイドーシス治療

トランスサイレチンは本来，四量体を形成し安定化する蛋白であるが，変異や加齢によって単量体に解離すると，ミスフォールディングや凝集を経てアミロイド線維を形成する。

ATTR心アミロイドーシスの治療は，このアミロイド線維が生成されるプロセスから複数のストラテジーが検討されている。ひとつはトランスサイレチンの四量体を安定化させる方法，さらに前駆蛋白であるトランスサイレチン自体の産生を抑制する方法，最後に，究極的にたまったアミロイド線維を除去する方法である（図3）。

① トランスサイレチン四量体安定化薬：タファミジス

2019年，トランスサイレチン安定化薬タファミジスは，第Ⅲ相試験でATTR心アミロイドーシスへの有効性・安全性が実証され，現在，ATTR心アミロイドーシスに対する唯一の承認された疾患修飾薬である[3]。

このタファミジスの登場は，まさにエポックメイキングであり，これまで「治療できない疾患」であったATTRwtが，治療可能な疾患となった。

第Ⅲ相試験であるATTR-ACT試験（The Transthyretin Amyloidosis Cardiomyopathy Clinical Trial）[4]では，タファミジス投与群がプラセボ群と比較し，主要評価項目である全死因死亡率と心血管関連入院の頻度を組み合わせた評価項目が有意に低く，それぞれのイベントについても，タファミジス投与群はプラセボ群に比べ有意に抑制されていた。副次評価項目においても，タファミジス投与群はプラセボ群と比べ，6分間歩行距離で評価したADL低下が緩和し，心不全の質問票KCCQ-OSスコアでも疾患によるQOL低下が軽減していた。

タファミジスは予後の改善を期待できるが，内服後1年以上経過しないと全死因死亡率に有意な差を認めないことから，がんなどの他疾患で1年以上の予後が見込めない症例については本剤の処方は検討されない。

ATTR-ACT試験はその後，長期延長試験（LTE）として継続され，中央値約5年におよぶ追跡調査で，タファミジスの長期有効性に関するデータが報告されている。その結果，ATTR-ACT試験の当初からタファミジスで治療された患者は，途中から「プラセボ→実薬」に変更した患者よりも，生存期間が大幅に良好であることが示され[5]，ATTR心アミロイドーシスにおける早期診断・早期治療の重要性が再確認された。さらにLTEでは，重度の心不全症状（NYHA Ⅲ）を有する患者においても，タファミジスの早期治療開始を検討する価値の高いことが示されている[6]。

② トランスサイレチン安定化薬：acoramidis

新たなトランスサイレチン四量体安定化薬としてacoramidisが注目されている。acoramidisは，*TTR*遺伝子のレスキュー変異Thr119Metを模倣して設計されたTTR四量体構造を強力に安定化させる薬剤である。

acoramidisのATTR心アミロイドーシスに対する有効性・安全性を評価した国際共同第Ⅲ相試験ATTRibute-CM試験[7]では，30か月の試験期間で，acoramidis群（800mg，1日2回内服）とプラセボ群を2対1で無作為に割り付け，計632例のうち611例（acoramidis 409例，プラセボ202例）を対象に解析がなされた。

主要アウトカムは，全死因死亡，心血管関連入院，NT-proBNP値の変化量，6分間歩行距離の変化量を4段階に階層的解析で評価し，acoramidis群がプラセボ群よりも有意に良好であることが示され，ペアワイズ比較の63.7%がacoramidisを支持し，win比は1.8であった。

NT-proBNPを除いた3段階，あるいはNT-proBNPと6分間歩行距離を除いた2段階で解析を行っても，acoramidisを支持するwin比を示した。

サブグループ解析では，タファミジスと同様に，NYHA Ⅲでの有意差は明らかではなかったが，NT-proBNPで見た場合，心不全の重症度を問わずacoramidisの有効性は確認できている。有害事象の発現率は両群で差はなかった。

疾患啓発が進み早期診断が促進されたこと，またプラセボ群の中にタファミジス内服例が22%含まれたことから，ATTR-ACTと比べ本試験のほうがプラセボ群の予後が良好であり，30か月の試験期間で全死因死亡率について単独での有意差はついていない。しかし，その条件でも主要アウトカムは達成され，サブグループ解析の結果を踏まえても，タファミジスと同等の有効性を期待できる薬剤と考えられる。

四量体安定化薬の有効性・安全性を明らかにしたランダム化比較試験（RCT）が2つ登場したことになり，本剤がクラス効果としてATTR心アミロイドーシスの進行抑制作用を有することがより強固になった。

③ siRNA：パチシラン，vutrisiran

遺伝性ATTRアミロイドーシス（ATTRv）では従来，原因となる前駆蛋白を取り除く方法

図4　次世代siRNA vutrisiran

HELIOS-B (Phase Ⅲ)　3か月に1回の皮下注射
ATTRwt および ATTRv-CMに対しての有効性評価

Ligand conjugateタイプのDDS
GalNAc：N-acetylgalactosamine
ASGPR：asialoglycoprotein receptor

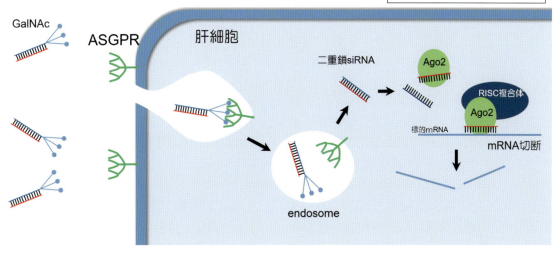

として，変異型トランスサイレチンを産生する肝臓を入れ替える「生体肝移植」がgold standardとして行われてきた。肝移植は長期的にも優れた成績を示したが，手術に伴うリスク，ドナーの確保，免疫抑制剤の継続などから決して負担の軽い治療とは言えない。また，残余リスクとして移植後にも心臓や眼のアミロイドーシスが進行する可能性が指摘されている。現在，神経症状を有するATTRvに対しては，変異型・野生型を問わずトランスサイレチンの発現をmRNAレベルでノックダウンするsiRNA製剤が積極的に使用されており，本剤の登場後，本邦で肝移植は行われていない。

パチシランはトランスサイレチン（*TTR*）mRNAを標的とした世界初のsiRNA製剤である。トランスサイレチン蛋白を産生する肝臓に作用し，*TTR* mRNAをノックダウンすることで，血中トランスサイレチン濃度を約80％低下させる。神経症状を有するATTRvを対象にしたAPOLLO試験[8]では，18か月間で末梢神経障害の有意な改善を示し，本剤は2019年，ATTRvの神経病変に対して認可された。

心病変を有するATTRvのサブグループ解析で，パチシラン投与群はプラセボ群と比較し，左室壁厚の減少，左室GLS，心拍出量，左室拡張末期容積，NT-proBNPの悪化を抑制することが示された。

2023年，野生型を含めたATTR心アミロイドーシスを対象としたAPOLLO-B試験[9]の結果が公開され，12か月時点の6分間歩行距離の低下はパチシラン群でプラセボ群より有意に抑制され，KCCQ-OSスコアはパチシラン群で増加，プラセボ群で減少した。

vutrisiranは，第2世代のN-アセチルガラクトサミン(GalNAc)コンジュゲートsiRNA製剤である。肝細胞のアシアロ糖タンパク質受容体（ASGPR）に特異的に結合するGalNAcを3分子付加することで，siRNAの肝細胞への送達能を飛躍的に向上させている（図4）。ノックダウン効果もパチシランより作用時間が長いため，より安定したトランスサイレチンの産生抑制を達成できる。

これまで，パチシランは3週間に一度，数時間かけての点滴投与が必要だったが，vutrisiranは3か月に1回，皮下注射するだけなので，通院や投与時間の点で患者のメリットが大きい。

vutrisiranのATTR心アミロイドーシスに対する有効性・安全性を評価した第Ⅲ相試験HELIOS-B[10]の結果が，2024年8月に開示された。全死因死亡率と再発性心血管イベントの複合で，全体集団およびvutrisiran単剤治療の患者群のいずれにおいても有効性が確認できた。42か月時点での全死因死亡率についても，vutrisiran投与群で約35%の減少を認めた。KCCQ-OSおよび6分間歩行距離のいずれにおいても，30か月時点でプラセボと比較しvutrisiran群では低下の抑制が確認された。有害事象について治療群，プラセボ群間で差はなかった。本試験の登録患者は比較的軽症で，タファミジスの併用例が多く，イベント抑制の結果を出す上で難しい条件であったが，vutrisiranは全死因死亡率および心血管イベントのリスクを低減し，機能的能力および生活の質（QOL）を維持すること，また安全性プロファイルも許容範囲内であることを本試験で明らかにすることができた。本試験の条件は，「今のATTR心アミロイドーシス診療環境」を反映するものであり，その中で有効性を確認できた点は大変価値が高い。今後，ATTR心アミロイドーシスの新たな治療薬として実臨床への登場が期待される。

4. 現在開発中の新たな治療

① アンチセンスオリゴヌクレオチド(ASO) eplontersen

ASOは，標的のmRNAに相補的な配列を持つ25塩基程度の一本鎖DNAで，RNase H依存的に結合したmRNAを分解し蛋白発現を抑制する。

TTR mRNAの3'非翻訳領域を標的とした

ASO inotersenは，ATTRvの神経症状に対して海外で承認された核酸医薬だが，本邦では承認が得られていない。そのinotersenと同様の相補的配列にGalNAcコンジュゲートを付加した長時間作用型アンチセンス eplontersenは，NEURO-TTRansform試験[11]で，神経病変を有するATTRv患者について血清TTR濃度の大幅な低下，末梢神経障害の軽減およびQOLの向上が確認され，2024年1月に米国FDAで承認が得られた。ATTR心アミロイドーシスに対するeplontersenの有効性を評価するCARDIO-TTRansform試験が現在，進められている。

② 遺伝子編集　CRISPR-Cas9

単一遺伝子変異により発症するATTRvは，遺伝子編集治療の最良の標的疾患のひとつと言える。

NTLA-2001は，ヒトに応用された最初のCRISPR／Cas9治験薬であり，TTR遺伝子を標的としてCRISPR-Cas9システムで切断し，非相同末端結合（nonhomologous end joining: NHEJ）によるDNA修復過程で非特異的にindelが入る結果，frameshiftが生じ，TTR遺伝子自体の発現がノックアウトされる。

NTLA-2001を用いた神経症状を有するATTRvに対する第Ⅰ相試験[12]では，6人のATTRv被験者に，NTLA-2001の単回投与（0.3mg/kg）を行ったところ，28日目に血清TTR蛋白質濃度が87%低下し，明らかなオフターゲット効果も認めず，重篤な副作用もなかったと報告されている。

現在，本邦を含めた国際共同第Ⅲ相試験がATTR心アミロイドーシスについて進められている。遺伝子編集治療はsiRNAを含む核酸医薬と異なり，1回限りの投与で十分となる可能性があるため，発症早期に用いれば追加の治療や内服の継続もなく，健常者と変わらない生活を送れることが期待される。

③ 抗ATTR抗体　NI006

　ATTR心アミロイドーシスに対する疾患修飾薬の有効性は複数の治験で明らかになっているが，多くの場合，軽症な心不全例でよりよい抑制効果を認めるものの，進行した心不全ではその効果が限定的である。

　現在，沈着したアミロイドを除去することを目的とした抗体医薬（amyloid depleter）が複数開発され，治験段階に進んでいる。

　抗ATTR抗体 NI006の第I相試験[13]で，心不全を呈する ATTR 心アミロイドーシス患者40 例に，4 週ごとに 4か月間点滴静注し，プラセボと比べ重篤な有害事象は認めなかった。加えて，12か月時点の^{99m}Tcシンチグラフィにおける心臓の集積像や心臓 MRI における細胞外容積が，NI006高用量群（10 mg/kg以上）で減少している可能性が示され，NT-proBNP，トロポニンの低下も確認された。

　これらの結果から，depleterにより比較的短期にアミロイド線維が減少し，心不全の改善を図れる可能性が示唆された。現在，本抗体の有効性・安全性を評価する第Ⅲ相試験が実施されている。

5. おわりに

　AL,ATTRの病型を問わず心アミロイドーシスの診断には，「治療できない」という悲観的な見通しが必ずついて回っていた。しかし近年，病型ごとに進行を抑制する疾患修飾薬や安全性・有効性の高い標準治療薬が誕生し，その様相が大きく変わってきている。

　さらに，循環器疾患としては革新的な抗体医薬や，類を見ない最先端の核酸医薬・ゲノム治療も，本疾患では創薬につながり，第Ⅲ相試験が盛んに実施されている。

　一方で，それらの試験が指し示す疾患・治療の本質は，「早期診断・早期治療に優るものなし」という厳然たる事実であろう。本疾患が心不全患者に広く潜在していることを意識し，早期診断・早期治療を心がけ，注意深く診療に当たることが切に求められている。

文献

1) Kastritis E, et al. ANDROMEDA Trial Investigators. Daratumumab-Based Treatment for Immunoglobulin Light-Chain Amyloidosis. N Engl J Med. 2021;385(1):46-58.
2) Palladini G, et al.How I treat AL amyloidosis. Blood. 2022;139(19):2918-2930.
3) Kitaoka H, et al. JCS 2020 Guideline on Diagnosis and Treatment of Cardiac Amyloidosis. Circ J. 2020;84(9):1610-1671.
4) Maurer MS, et al. Tafamidis Treatment for Patients with Transthyretin Amyloid Cardiomyopathy. N Engl J Med. 2018 ;379:1007-1016.
5) Elliott P, et al. Long-Term Survival With Tafamidis in Patients With Transthyretin Amyloid Cardiomyopathy. Circ Heart Fail. 2022; 15(1): e008193.
6) Elliott P, et al. Improved long-term survival with tafamidis treatment in patients with transthyretin amyloid cardiomyopathy and severe heart failure symptoms. Eur J Heart Fail. 2023;25(11):2060-2064.
7) Gillmore JD, et al; ATTRibute-CM Investigators. Efficacy and Safety of Acoramidis in Transthyretin Amyloid Cardiomyopathy. N Engl J Med. 2024;390(2):132-142.
8) Adams D, et al. Patisiran, an RNAi therapeutic, for hereditary transthyretin amyloidosis. N Engl J Med 2018; 379: 11-21.
9) Maurer MS, et al.; APOLLO-B Trial Investigators. Patisiran Treatment in Patients with Transthyretin Cardiac Amyloidosis. N Engl J Med. 2023;389(17):1553-1565.
10) Fontana M, et al.; HELIOS-B Trial Investigators. Vutrisiran in Patients with Transthyretin Amyloidosis with Cardiomyopathy. N Engl J Med. 2024. doi: 10.1056/NEJMoa2409134.
11) Coelho T, et al.; NEURO-TTRansform Investigators. Eplontersen for Hereditary Transthyretin Amyloidosis With Polyneuropathy. JAMA. 2023 Oct 17;330(15):1448-1458.
12) Gillmore JD, et al. CRISPR-Cas9 in vivo gene editing for transthyretin amyloidosis. N Engl J Med. 2021;385(6):493-502.
13) Garcia-Pavia P, et al. Phase 1 Trial of Antibody NI006 for Depletion of Cardiac Transthyretin Amyloid. N Engl J Med. 2023;389(3):239-250.

> コラム

心アミロイドーシスの「原疾患」治療，どうしていますか？

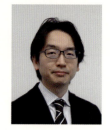

遠藤 仁

　ATTR心アミロイドーシスの治療については現在，タファミジス一択なので悩む点はない。薬の副反応もほとんどないので，使用上の懸念は薬価くらいだろう。

　対して，AL心アミロイドーシスのDCyBorDについては注意点がいくつかある。ステロイドのデキサメタゾンの影響で，化学療法を始めるとまず体液貯留が増し心不全は増悪する。それを見越して事前に利尿薬を強めに処方しておくのも一案である。

　また，プロテアソーム阻害薬であるボルテゾミブは心毒性があり，心アミロイドーシスでは高率に心機能低下やPEA・心停止を来し，重症心不全や突然死を引き起こす。そのため，重症な心病変のあるAL心アミロイドーシス症例では，ボルテゾミブの初期投与量を7〜8割に減量したり，ボルテゾミブを除いた3剤で開始する。幸い，本治療の鍵となるダラツムマブは心臓に対する安全性が高いため，ひとまずダラツムマブ単剤で開始するのも一手である。

心アミロイドーシスの「心不全治療薬」，どうしていますか？

　循環器医であれば，HFrEFを診たら徹底的にARNI，β遮断薬，MRA，SGLT2阻害薬のいわゆる「Fantastic four」を導入して，最大限の効果を目指し，その都度titrationを心がけていると推察する。

　しかし徐脈・低血圧を来しやすい心アミロイドーシスについては，特にARNI，β遮断薬の導入・増量は要注意である。刺激伝導系を抑えることは，房室ブロックや著しい徐脈から失神を来したり，低心拍症候群で心不全の増悪を招くので極力避けるべきである。そのため，筆者は上記のような有害な影響が疑われる場合，迷いなくβ遮断薬やARNI/ACE阻害薬/ARBを中止している。ATTRよりALで顕著なため，ALでは基本的にβ遮断薬は処方しない。

　ペースメーカもバックアップ50bpmの設定では，拡張障害が強い場合，十分な拍出量を達成できないことも多いので，70bpm程度に設定を上げて対処する。

　MRAやSGLT2阻害薬も心アミロイドーシスに対するエビデンスはほとんどないが，この数年で後ろ向きながら有効性を示唆するデータも出てきており，両剤については心アミロイドーシスにも広く使える薬剤として期待している。

第 2 章

心アミロイドーシスの
画像診断

＜MRI＞

心臓MRIを使いこなす

自治医科大学附属さいたま医療センター 放射線科 教授・科長　**真鍋 徳子**

ここがポイント！

- 心臓MRIは心アミロイドーシスの診断に重要な役割を果たし，特に遅延造影（LGE）とT1/T2 mappingが有効で，病勢評価や治療効果判定にも有用である。
- LGE所見は典型例では心内膜下主体にびまん性増強像を示し，右室や心房中隔にも異常増強像の見られることがある。
- T1 mapping, ECVは心筋の細胞外容積分画の拡大と関連しており，心アミロイドーシスでは細胞外液腔へのアミロイド沈着を反映してともに異常高値を示す。

1. はじめに

　心アミロイドーシスの診断において，心臓MRIは極めて重要な役割を果たしている。中でも特に重要なのが，遅延造影（LGE:late gadolinium enhancement）とT1/T2 mappingである[1]。

　また，左室の形態評価や容量測定に用いられてきたCine画像を解析することで，局所の壁運動を定量化するストレイン評価も可能となり，付加情報として心アミロイドーシス診断の一助となる。

　これらの技術を用いることで，心アミロイドーシスの病態を詳細に評価し，早期診断および適切な治療方針の決定が可能となってきた。

　本稿では心臓MRI各シーケンスの特徴および診断のポイント，定量指標による治療効果判定や予後予測について述べる。

2. 遅延造影MRI

　心アミロイドーシスに特徴的なのは，遅延造影MRIで心内膜下にびまん性の異常増強像

が見られることである。この現象は，アミロイドの沈着により心筋の細胞外液分画が拡大し，相対的に多く分布した造影剤のT1短縮効果で高信号になること，また心筋内の動脈周囲におけるアミロイド沈着が心筋線維化を引き起こすことで生じる。

　遅延造影MRIにおける特徴的な所見として，下記の3点が挙げられる[2]（**図1**）。

①**びまん性心内膜下遅延造影**
②**心房中隔の遅延造影を伴う肥厚**
③**左室内血液プール信号の早期低下**

　また上記左室病変に加えて，右室，両心房，房室弁にも異常増強像の認められる場合がある[3]。これらの特徴は，特にATTR心アミロイドーシスで顕著な傾向がある[4]。

　遅延造影MRIの診断感度は85〜90％に達し，高い特異性を持ち，心筋病変の存在を高精度で検出することが可能である[5,6]。加えて，遅延造影MRIは，心筋全体の線維化やアミロイド沈着の広がりを可視化することで，疾患の進

図1 変異型ATTR心アミロイドーシス症例（70代女性）

遅延造影MRI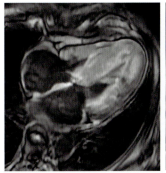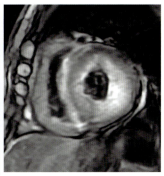

native T1 map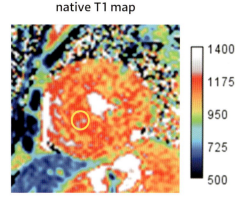

検診エコーで心肥大を指摘され，精査目的に心臓MRI施行。
右図のT1 mapでは中隔中心に1100msを超える異常高値（赤い領域）が広がり，心室中隔の遅延造影以外の部位でROIを測定すると1140msと施設基準値950ms（1.5T MRI）よりも高値を示していた。
左図の遅延造影では左室の全周性肥厚と心内膜下にびまん性の増強像があり，心室中隔の右室側にも同様の染まりを認める。心内腔の信号値が低下しているのも特徴的である。心房中隔にも増強像を疑う。最終的にブトリシランナトリウムによる治療開始となった。

行度を評価するための有用なツールとなる。
　進行例では遅延造影が心内膜下のみに留まらず貫壁性に広がり，ほぼ正常心筋の信号を確認できない場合があり，心筋のnull point設定が困難となる[2]。そのような症例ではphase-sensitive inversion-recovery MRI sequence（PSIR）法が有用である。PSIR法は位相情報を利用して正常心筋の信号をゼロに近づけ，正確な造影コントラストを表現できるため，TI設定によらず安定した遅延造影像を得ることができ，病変部位の詳細な評価が可能となる[7]。

3. T1 mapping

　T1 mappingは組織性状評価のために開発された技術であり，心電図同期下での撮影で心筋評価も可能となり，心アミロイドーシスの診断においても重要な役割を果たしている[1]。
　心筋の造影前の固有T1（native T1）値は，心筋細胞成分および細胞外の間質成分を反映しており，心筋浮腫，心筋線維化，アミロイド沈着などによってT1緩和時間が延長する。一方，脂質や鉄の沈着ではT1値が短縮し，サラセミアなどの心筋鉄過剰症では，心筋のT1値短縮が特徴的所見である[8]。
　Native T1値はMRIの静止磁場強度および機器メーカーやシーケンスによって正常値に幅があり，施設ごとの正常値に基づいて基準値を設定しておくことが推奨される[9]。
　メタ解析では心アミロイドーシスと判定するnative T1の異常高値のカットオフの目安は，1.5Tの場合は1100ms，3Tは1350〜1400ms程度とされている[10]。

4. ECV

　T1 mappingのもうひとつの重要な役割は，細胞外容積分画（ECV：extracellular volume）の算出である。ECVは造影前後の心筋および左室内腔血液のT1緩和時間を測定し，ヘマトクリット値を用いて補正を行うことで，定量値として計測される。

ECVの増加は組織の線維化と密接に関連しており，遅延造影MRIでは検出できない心筋の異常も，ECVの測定によって明らかになる可能性がある。

心筋ECVの増加は，冠動脈病変による心筋梗塞，拡張型心筋症（DCM），肥大型心筋症（HCM）などの非虚血性心筋疾患，高血圧性心疾患，糖尿病に伴うびまん性心筋線維化など，さまざまな原因で引き起こされる[8]。心アミロイドーシスにおいても，従来の遅延造影MRIやCine MRIでは捉えきれない詳細な病態評価が可能になると期待されている[11, 12]。

心アミロイドーシスでは，ECVは病理学的にアミロイド沈着と強く関連しており，特にATTRで高値を示すことが多い[13]。

ECVの計算に必要なヘマトクリット値を省略する指標の報告もある。具体的には，造影後の心筋と左室内腔血液のT1値（R1値）を比較することで，ECVに代わる診断指標として「心筋-心腔内R1比（myocardium-to-lumen R1 ratio）」が提案されている。この方法では，ヘマトクリット値や造影前のT1 mappingが不要となり，測定プロセスが簡略化されるため，実臨床での適用が容易になると考えられている[14]。心筋-心腔内R1比の診断能は，ECVと同等かそれ以上の精度を持つことが報告されており，特に心アミロイドーシスの検出において非常に有用である。たとえば，心アミロイドーシスの患者において，造影後の心筋と腔内のR1比が1以上である場合，その患者のECVが50％以上であることが多く，診断における高い信頼性が示されている。また，この指標はヘマトクリット値の変動に影響されにくいため，より安定した診断結果を得られることが期待されている[14]。

5. T2 mapping

T2 mappingは，心筋浮腫や炎症の程度を定量的に評価できる技術である。

心アミロイドーシスにおいては，心筋内のアミロイド沈着が局所的な毒性をもたらし，その結果として心筋の浮腫が引き起こされる。これにより，T2緩和時間が延長され高値を示す[15]。特にAL心アミロイドーシスでは，ATTRに比べてT2緩和時間が高い傾向にあり，このT2値の違いが両者の鑑別に有用であるとの報告がある[16]。

さらに，T2値は，AL心アミロイドーシスにおいて予後予測の指標としても有用であり，ECVや血清バイオマーカーと併用することで，患者の予後予測の精度を向上させることが示されている[15]。一方，ATTRではT2値と予後の間に相関は見られない。

ALでは治療によってT2緩和時間が短縮されることも報告されており，治療効果のモニタリングにも利用できる可能性がある[15]。

6. ストレイン

Cine MRIでは，心筋の収縮と拡張の動きを視覚的に確認でき，特に心筋の肥厚や形態異常の検出が可能である。

ストレイン解析は，心筋の収縮機能を定量的に評価する方法であり，これにより肉眼では捉えにくい心筋の軽微な収縮異常を早期に検出することができる。

feature tracking法では，特別な造影剤や追加のシーケンスを必要とせず，画像処理アルゴリズムを使用してCine MRIから心筋の各部分の動きを追跡し，ストレインを計算する[17]。ストレインには長軸縦方向，円周方向，求心方向の3種類が存在するが，再現値が高く臨床で広く使用されている長軸縦方向ストレイン（longitudinal strain）について解説する。

長軸縦方向ストレインは，心筋が長軸方向にどれだけ収縮しているかを示す。通常，長軸縦方向ストレインの減少は，心筋症や心不全の初期段階で見られる，もっとも早期の異常のひとつで，臨床でも広く使用されてい

る。特に心アミロイドーシスでは，左室駆出率が保たれていても長軸縦方向ストレインの低下が心基部から心中部で顕著であり，心尖部ではピークストレイン値が比較的保存される「apical sparing pattern」が特徴的である[2]（図2）。

ATTRとAL心アミロイドーシスを比較した報告では，ATTRでは右心室が大きく，右室駆出率がより低下していること，心筋ストレイン低下がより高度であることが示されている[18]。

またALとATTR心アミロイドーシスのMRIを用いた鑑別には平均T2値，年齢，および右室駆出率を用いたモデルが有用であるとの報告もある[18]。

7. 予後予測指標としての心臓MRI

心アミロイドーシスの予後予測において，ECVの増加，左室遅延造影の広がり，native T1値の増加，およびglobal longitudinal strain（GLS）の低下が死亡リスクと強く関連する[19]。

特にATTR心アミロイドーシスにおいて，ECVは予後を独立して予測する指標として強力であり，カットオフ値59％を超える場合，予後不良の可能性が高いとされている[20]。

8. おわりに

以上のように，心アミロイドーシスの診断および病勢評価において，遅延造影，T1/T2 mapping，ECV，ストレインの各指標が重要な役割を果たしており，それぞれを相補的に用いることで，より高精度な診断と治療計画の策定が可能となる。

また心筋T1/T2 mappingは，単に病変の検出だけでなく，治療の適応や治療後のモニタリングにおいても重要な役割を果たしており，特に心アミロイドーシスの病態管理でその重要性が増している。

図2　左室駆出率正常，AL心アミロイドーシス症例（80代男性）

遅延造影MRI　　　　　　　longitudinal strain

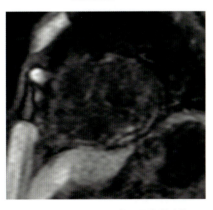
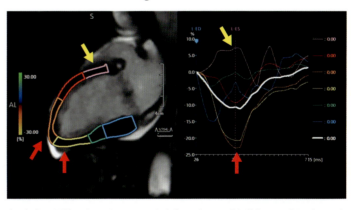

遅延造影MRIでは画質不良で異常増強像は不明瞭。左室の長軸ストレインでは，心尖部のオレンジと黄色で示すセグメント（赤矢印）のストレインカーブが収縮期に－20％を超える正常値で収縮能が保たれているのに対して，心基部から心中部のピンク（黄矢印）や緑のセグメントではゼロに近い値で著しく低下しており，心アミロイドーシスに典型的なapical sparing patternである。

コラム

CTでの遅延造影は可能？

心臓CTの分野では，single energy CT（SECT），dual energy CT（DECT），およびフォトンカウンティングCT（PCD-CT：Photon-counting detector CT）を用いた遅延造影CT（CT-LIE）が，MRIに代わる非侵襲的診断ツールとして注目されている。

CT-LIEは，特にMRIが禁忌となる患者に対して重要な代替手段となり得る。CT-LIEを実施する際には，造影剤投与量，撮影タイミング，被ばく線量などのパラメータを最適化することが求められる。低管電圧（70～80kVp）の使用や，逐次近似画像再構成技術がCT-LIEの画質向上に寄与している[21]。

植え込み型ペースメーカなどのデバイス症例でも撮影可能であり，MRI同様にECVを計測することができる。メタ解析でもCTで計測したECVがMRIで計測したECVと相関の高いことが報告されている[22]。

大動脈弁狭窄症では，術前計画CT時にCT-LIEを追加撮影し算出されたCT-ECVが，大動脈弁狭窄症における術後アウトカムの有用な指標であると報告されている[23]。また近年注目されているPCD-CTは，従来のCTと比較して放射線被ばく量を大幅に削減しつつ，ECVの精度を改善し，心アミロイドーシスの診断能を向上させる可能性を秘めている[24]。

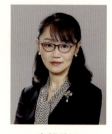

真鍋徳子

文献

1）日本 循環器学会.2020年版 心アミロイドーシス診療ガイドライン.https://www.j-circ.or.jp/cms/wp-content/uploads/2020/02/JCS2020_Kitaoka.pdf ［2024年9月閲覧］
2）Osa S, et al. Trends in Diagnostic Imaging of Cardiac Amyloidosis: Emerging Knowledge and Concepts. RadioGraphics.2020; 40:961–981.
3）Aikawa T, et al.Interatrial septal 99mTc-pyrophosphate uptake and reduced strain in wild-type transthyretin amyloid cardiomyopathy. J Nucl Cardiol;2022.29(1):363-366.
4）Dungu JN, et al. CMR-based differentiation of AL and ATTR cardiac amyloidosis. JACC Cardiovasc Imaging 2014;7(2):133–142.
5）Martinez-Naharro A, et al. Magnetic Resonance in Transthyretin Cardiac Amyloidosis. J Am Coll Cardiol. 2017;70(4):466–477.
6）Maceira AM, et al. Cardiovascular magnetic resonance and prognosis in cardiac amyloidosis. J Cardiovasc Magn Reson. 2008;10(1):54.
7）杉森博行ほか.心臓MRI.MRI一問一答.学研メディカル出版;2024.p.212-213.
8）Bulluk Het, et al. Myocardial T1 mapping. Circ J.2015;79:487-494.
9）Moon JC, et al. Myocardial T1 mapping and extracellular volume quantification: a Society for Cardiovascular Magnetic Resonance (SCMR) and CMR Working Group of the European Society of Cardiology consensus statement. J Cardiovasc Magn Reson. 2013;15:92.
10）Wang TKM, et al. Reference Ranges, Diagnostic and Prognostic Utility of Native T1 mapping and Extracellular Volume for Cardiac Amyloidosis: A Meta-Analysis. J Magn Reson Imaging. 2021 May;53(5):1458-1468.
11）Banypersad SM, et al. T1 mapping and survival in systemic light-chain amyloidosis. Eur Heart J.2015;36(4):244–251.
12）Martinez-Naharro A, et al. Native T1 and Extracellular Volume in Transthyretin Amyloidosis. JACC Cardiovasc Imaging.2019;12(5):810–819.
13）Duca F, et al. Cardiac Magnetic Resonance T1 mapping in Cardiac Amyloidosis. JACC Cardiovasc Imaging. 2018 Dec;11(12):1924-1926.
14）Kidoh M , et al. Cardiac MRI-derived Extracellular Volume Fraction versus Myocardium-to-Lumen R1 Ratio at Postcontrast T1 mapping for Detecting Cardiac Amyloidosis. Radiol Cardiothorac Imaging. 2023 Apr 13;5(2):e220327.
15）Kotecha T, et al. Myocardial edema and prognosis in amyloidosis. J Am Coll Cardiol. 2018;71(25):2919–2931.
16）O'Brien AT, et al. T2 mapping in myocardial disease: a comprehensive review. J Cardiovasc Magn Reson. 2022 Jun 6;24(1):33.
17）Aurich M, et al. Left ventricular mechanics assessed by two-dimensional echocardiography and cardiac magnetic resonance imaging: comparison of high-resolution speckle tracking and feature tracking. Eur Heart J Cardiovasc Imaging. 2016;17(12):1370–1378.
18）Slivnick JA, et al. Novel cardiovascular magnetic resonance model to distinguish immunoglobulin light chain from transthyretin cardiac amyloidosis. JACC Cardiovasc Imaging. 2021;14(1):302-304.
19）Boretto P, et al. Prognosis prediction in cardiac amyloidosis by cardiac magnetic resonance imaging: a systematic review with meta-analysis. European Heart Journal Open. 2023;3:1–9.
20）Martinez-Naharro A, et al. Native T1 and extracellular volume in Transthyretin amyloidosis. JACC Cardiovasc Imaging. 2019;12(5):810-819.
21）Aikawa T, et al. Delayed contrast-enhanced computed tomography in patients with known or suspected cardiac sarcoidosis: a feasibility study. Eur Radiol. 2017;27(10):4054–4063.
22）Han D, et al. Cardiac Computed Tomography for Quantification of Myocardial Extracellular Volume Fraction: A Systematic Review and Meta-Analysis. JACC Cardiovasc Imaging. 2023;Oct;16(10):1306-1317.
23）Suzuki M, et al.Prognostic Impact of Myocardial Extracellular Volume Fraction Assessment Using Dual-Energy Computed Tomography in Patients Treated With Aortic Valve Replacement for Severe Aortic Stenosis. J Am Heart Assoc. 2021:10(18): e02065524
24）Oyama-Manabe N, et al. Myocardial late enhancement and extracellular volume with single-energy, dual-energy, and photon-counting computed tomography. J Cardiovasc Comput Tomogr. 2024; Jan-Feb;18(1):3-10.

＜MRI＞

心臓MRIの上手な撮り方

榊原記念病院 放射線科　水野 直和

ここがポイント！

- Cine MRI, T1 mapping, 遅延造影が主役。
- 動きと画質を担保して解析に！
- Native T1値が高値ならアミロイドーシスを疑うべし。

1. 心臓MRIの役割と診療ガイドライン

　心臓MRIは，心疾患の評価において重要な診断手法のひとつとして位置づけられている。日本循環器学会が作成した「2020年版 心アミロイドーシス診療ガイドライン」[1]では，Cine MRIを用いた心形態や機能の評価，さらにT1 mappingや遅延造影（LGE：late gadolinium enhancement）による他の心筋症との鑑別がクラスIとして推奨されている。

　また，T2 mappingや心筋ストレイン解析も診断精度を向上させる有用な技術として推奨されており，これらの技術は国際的な団体であるSCMR（Society for Cardiovascular Magnetic Resonance）[2]によって標準化され，世界的なプロトコルに基づいて実施されている。

　本項では，心アミロイドーシスを念頭に置いた，診断のためのプロトコルについて詳述する。

2. 心アミロイドーシス診断のための　　プロトコル

　心アミロイドーシスの診断で中心的な役割を果たしているのは，心臓の機能や構造を詳細に評価できるCine MRI，心筋のT1値からアミロイド沈着の程度や心筋の変化を定量評価するT1 mapping，さらにガドリニウム造影剤を使用してアミロイド沈着の存在や分布，線維化パターンを示す遅延造影である。これらの技術が心アミロイドーシスを診断する上で重要となる。

3. Cine MRI

　Cine MRIは，心臓の拍動に合わせて連続的に画像を収集し，心臓の収縮および拡張過程を可視化する手法である。体格や骨などの影響を受けずに心臓の断面を自由に観察でき，壁運動や壁厚，心内腔の大きさ，弁の動きを詳細に捉えることが可能である。また，複数の短軸断面を用いて心機能を解析することも可能だ。心アミロイドーシスの診断において非常に有用であり，心臓の収縮や拡張を観察し，心筋の肥厚，収縮機能の低下，左室拡張の制限といった病変を確認することができる。

　また，心筋ストレインによる評価も診断補助として注目されている。

　Cine MRIにはさまざまな撮像方法が存在し，それぞれ特徴と利点を持っている。代表的な手法をいくつか紹介する。

• **Segmented Cine MRI**

Segmented Cine MRIは，retrospective gatingを用いて複数の心拍からデータを少量ずつサンプリングし，1心拍のCine画像を作成する手法である。この方法により，高い時間分解能と空間分解能を得ることができ，弁や腱索などの詳細な視覚的評価に加え，feature tracking などの定量的な評価にも有用である。ただし，詳細なデータの取得には息止めが必要なため，患者の協力が不可欠となる。

• **CS Cine MRI**

CS Cine MRI（compressed sensing cine MRI）は，非常に少ない観測データから，対象の情報を効果的に復元する圧縮センシング技術を応用した高速撮像技術である。従来よりも短時間で心臓の動態を撮像することが可能になった。

CS Cine MRIにはSingle shotとMulti shotの2つのバリエーションがあり，撮像の目的や患者の状態に応じて使い分けることができる。

［Single shot］

Single shotでは，1心拍分のデータから1心周期分のCine画像を取得する。このため，自由呼吸下や不整脈のある患者でも撮像が可能で，患者の負担が少ない。特に息止めが困難な状況で有効な手法である。

［Multi shot］

Multi shotでは，複数の心拍からデータを収集し，retrospective gatingによって画像を再構成する。これにより，Single shotよりも高い解像度や時間分解能を設定することができ，心拍数が高い場合や微細な心臓構造を評価する際に有用である。ただし，Segmented Cine MRI同様，複数心拍の画像再構成となるため，短時間の息止めが必要となる。

① **心機能解析**

心機能解析にはディスク総和法が用いられ，短軸断面を積み重ねて心機能を評価する。この手法は解析者間の誤差が少なく，心臓全体をカ

バーできることから，容量解析のゴールドスタンダードとされている。解析には左室駆出率（LVEF）やストロークボリュームのほか，心筋重量や心筋厚などの詳細な情報が得られる。

② **ストレイン解析（feature tracking）**

Cine MRIを用いたストレイン解析は，心筋の伸びや収縮の程度を評価する手法である。従来は特殊な撮像が必要であったが，現在では既存の撮像データから解析できるようになり，臨床現場での普及が進んでいる。

ストレイン解析は，feature tracking法と呼ばれる手法を用いて行われるが，これはエコーのスペックルトラッキング法によるストレイン解析を基に考案されたものである。

feature tracking法では，Cine MRIで撮像された断面の組織境界面に基づいてトラッキングが行われるため，撮像時には一定の空間分解能やフレーム数，時間分解能が必要である。特に，高速化技術を用いる場合には注意が必要である。一般に，圧縮センシングを使用すると面内の空間分解能が低下しやすく，ストレイン解析の結果にも影響を与える可能性がある。このため，ストレイン解析を念頭に置く場合は，Segmented Cine MRIが推奨される。

ストレイン解析では，長軸方向の3つの断面を用いて心筋全体を評価できる。具体的には，2腔像を使用して前壁と下壁，4腔像からは前側壁と下壁中隔，3腔像からは前壁中隔と下側壁のデータを得ることで（図1），心筋全体のGLS（global longitudinal strain），GRS（global radial strain），GCS（global circumferential strain）などを算出することが可能である。

4. T1 mapping

T1 mappingは，心筋組織の特性を定量的に評価するための重要な手法であり，ピクセル単位で組織固有の値を測定できる技術であ

図1　基本断面　長軸像

左室2腔像

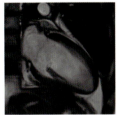
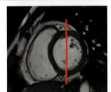
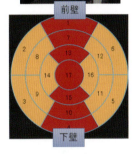

左室4腔像

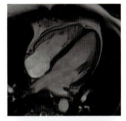
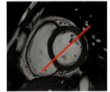
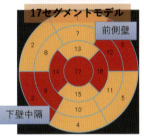

左室3腔像

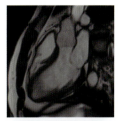
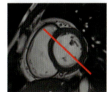
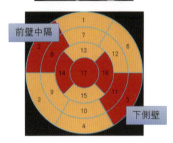

図1動画

（QRコード読み込み先のリンクに動画を公開中）

※同じ動画が再生される場合は，アプリを閉じてから再度読み込んでください。

る。この方法により，T1値やT2値，さらにECV（extracellular volume）など，多様なパラメータを取得することが可能で，心筋疾患の鑑別に極めて有用とされている。また，造影剤を使用せずに心筋疾患を評価できる点は，臨床現場におけるmappingの普及を後押ししている。特に，アミロイドーシスやファブリー病では，native T1の診断精度が高く，これらの疾患の診断において重要な役割を果たしている[3〜5]。

① 撮像法の普及

T1 mappingの撮像方法として，MOLLI（Modified Look-Locker Inversion Recovery）法が広く普及している。この手法では，複数回のIR（Inversion Recovery）パルスを用いて異なる心拍から得られたデータを合成し，T1回復曲線を作成する。

当初のMOLLI法では，撮像に17心拍を要し，長時間の息止めが必要であったため，臨床現場では患者にとって負担が大きく，撮像が困

図2 Modified Look-Locker Inversion-Recovery (MOLLI)5(3)3

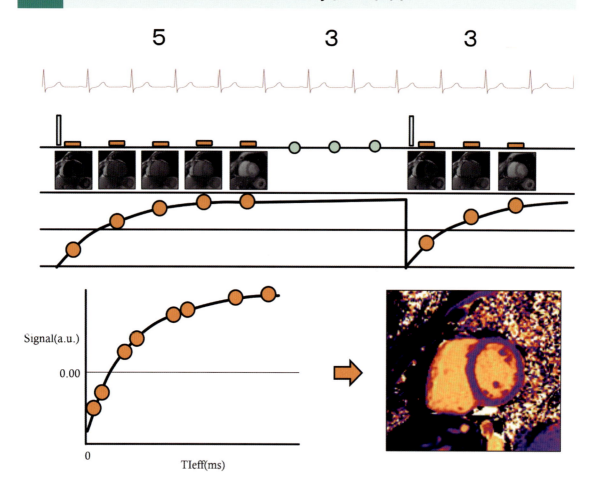

難なケースも存在した。しかし，近年ではMOLLI法5(3)3が広く使用されるようになり，11心拍での撮像が可能となった。

この手法では，まず5心拍分のデータを取得し，その後3心拍分の回復時間を挟み，再度3心拍分のデータを取得するプロトコルが採用されている。これにより，従来に比べて息止めによる患者の負担が大幅に軽減された(図2)。

② 臨床課題

MOLLI法は，複数の心拍から得られた画像を合成する必要があるため，心拍時相のズレや呼吸による影響を受けやすい特性がある。不整脈を抱える患者では，特に心拍時相のズレが大きな誤差を生む可能性があり，十分な注意が求められる。たとえば，PVCやAVBなどの心疾患を有する患者では心室の変動が大きくなり，ズレが生じやすく，正確なデータ取得が難しくなることが指摘されている(図3)。

MOLLI法において，心拍数が上昇すると，縦磁化の回復が十分に得られないことがある。このような場合，得られるデータの正確性が損なわれる可能性がある。こうした問題に対処する手段としては，休止心拍を増やしたり，休止時間を延長することが挙げられる。しかし高心拍状態においては，拡張時相断面を取得するための時間分解能の調整が難しくなる根本的な課題も存在する。これらの課題を克服するために

| 図3 | 呼吸や脈による影響 |

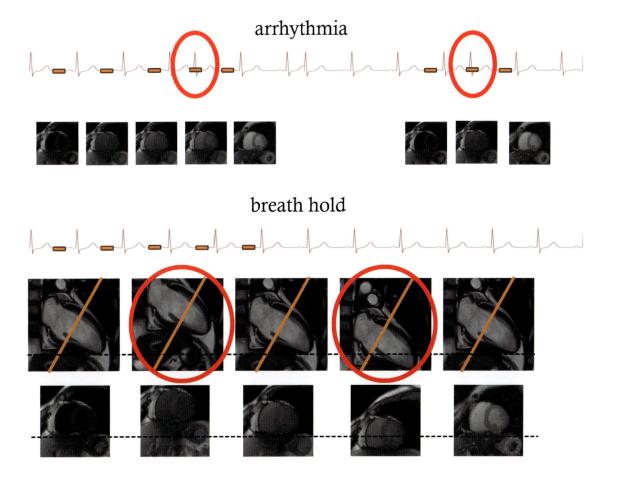

は，さらなる技術の進歩と工夫が求められる。

5. 遅延造影

遅延造影は，造影剤を用いて心筋の疾患を鑑別するためのMRI手法であり，心臓MRI検査における重要な診断手段のひとつである。特に心筋梗塞や心筋炎，アミロイドーシスなどの心筋障害を明確に描出できるため，診断に不可欠な情報を得られる手法と言えよう。

① 遅延造影のメカニズム

遅延造影の基本的なメカニズムは，造影剤が心筋組織に残留することによって，病変部位が他の正常組織と異なる信号を示す点にある。

正常な心筋は造影剤を早期に排出し，MRI画像上では黒く描出される。一方，障害を受けた心筋では造影剤が長時間残存し，白っぽく映し出される。この信号の違いにより，ダメージを受けた部位と正常な心筋の鑑別が可能となるのである。

② アミロイドーシスの遅延造影

心アミロイドーシスの場合，通常とは異なる遅延造影像が得られることがある。アミロイド沈着は全周性に広がるため，造影剤を注入しても心筋全体に残留し，正常心筋と障害心筋の境界が不明瞭になる。このため，従来の

図4 心アミロイドーシス　遅延造影

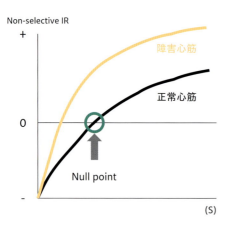
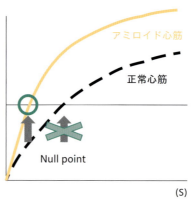

図4動画
(QRコード読み込み先のリンクに動画を公開中)

図5 心アミロイドーシスにおける撮像の工夫

残存している正常心筋を探す

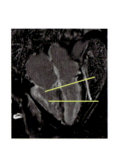
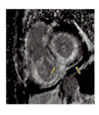
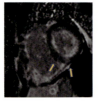

PSIR
(phase sensitive inversion recovery)

Magnitude　　　PSIR

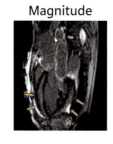
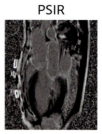

Long TIを使用する

Short TI
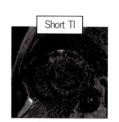

Long TI
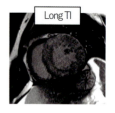

遅延造影手法では明瞭な画像が得られにくく，アミロイド症例の診断には注意が必要である。

　アミロイド沈着による心筋のT1値の変化は，正常心筋とは異なる曲線を描く。一般的には，正常心筋が黒く描出されるタイミングをTI scout法で見つけ，そこでパルスを照射するが，アミロイド症例ではこのタイミングを正確に特定することが非常に難しく，結果として正確な画像が得られないことがある（図4）。

③ アミロイドーシスにおける撮像の工夫

　アミロイドーシスの患者に対しては，いくつかの対策が必要である。まず，病期によって残存している正常心筋が異なるが，その心筋を基準として正しいT1値を設定することが重要である。さらにPSIR法（phase sensitive inversion recovery）を用いることで，反転補正を行い，誤ったタイミングで撮影した場合でも一定の補正が可能である。また，反転しないように長いTI（反転時間）を設定する手法も

存在するが，この場合にはコントラストの低下に注意が必要である（図5）。

6．臨床における予測と準備

心臓MRI検査は，必ずしもアミロイドーシスの確定診断を目的として行われるわけではない。多くの場合，心肥大の精査が主な目的となり，その結果，肥大型心筋症の診断に至ることが多い。そのため，アミロイドーシスが少しでも疑われる症例では，注意を払いながら検査を行う必要がある[6]。

具体的には，位置決めからCine撮影，mappingの画像を都度確認しながら行うことで，ある程度の予測をもって遅延造影に臨むことができる。

たとえば，位置決め画像やCine撮像において壁運動の低下や壁肥厚が認められ，さらにnative T1値が高値を示す場合，アミロイドーシスの可能性が高いと考えられる。

また，事前に実施されたエコー検査などの結果を確認し，その初見を参考に検査を進めることで，より正確な診断が期待できる。

検査依頼を行う医師との情報共有も重要であり，相互のコミュニケーションを通じて質の高い検査となることが期待される。

コラム

心筋ストレイン解析では断面の設定を確認しよう！

一般的に左室3腔像の撮像においては，大動脈を基準として設定することが多い。しかし症例によっては，大動脈が横向きになることがあり，評価対象となる前壁中隔や下側壁が十分に描出されないことがある。これにより，心筋全体の評価が不十分となる可能性がある。ストレイン解析を行う際には，前壁中隔と下側壁を通る断面を適切に設定することが重要である。撮像者は，評価対象となる心筋（前壁，前壁中隔，下壁中隔，下壁，下側壁，前側壁）を意識しながら撮像を行う必要がある。

最近では，MRIにおいても「apical sparing」という言葉を耳にする機会が増えている。これは心基部の長軸方向のストレインが低下する一方で，心尖部の壁運動が維持されている状態を示す。MRIでこの指標を評価する際には，心尖部を通る断面が正しく設定されていることを確認することが必要である。心尖部を適切に描出していないケースも少なくないため，他の断面も併せて確認しながら撮像することが望ましい。

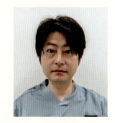

水野直和

文献
1）日本循環器学会.2020年版 心アミロイドーシス診療ガイドライン. https://www.j-circ.or.jp/cms/wp-content/uploads/2020/02/JCS2020_Kitaoka.pdf ［2024年10月閲覧］
2）Society for Cardiovascular Magnetic Resonance Guidelines & Position Statements. https://scmr.org/publications/scmr-guidelines-position-statements/ ［2024年10月閲覧］
3）Messroghli DR, et al. Optimization and validation of a fully‐integrated pulse sequence for modified look‐locker inversion‐recovery (MOLLI) T1 mapping of the heart. J Magn Reson Imaging. 2007 Oct;26(4): 1081-1086.
4）Taylor A J, et al. T1 mapping: basic techniques and clinical applications. JACC Cardiovasc Imaging.2016; 9(1): 67-81.
5）MessroghliDR, et al. Clinical recommendations for cardiovascular magnetic resonance mapping of T1, T2, T2* and extracellular volume: a consensus statement by the Society for Cardiovascular Magnetic Resonance (SCMR) endorsed by the European Association for Cardiovascular Imaging (EACVI). J Cardiovasc Magn Reson.2016;19(1): 75.
6）Desai HV, et al. Cardiac amyloidosis: approaches to diagnosis and management. Cardiology in review.2010: 18(1): 1-11.

＜心エコー＞

心エコーを使いこなす

順天堂大学 循環器内科　鍵山 暢之, 酒本 暁

ここがポイント！

- 左室肥大や右室, 心房の肥大, 拡張障害といった基本的な心エコー所見に精通する。
- スペックルトラッキング法によるapical sparingは感度・特異度が高い。
- 心アミロイドーシスを疑って検査するべき患者背景を理解する。
- 心アミロイドーシスは今後も高齢化やAS, HFpEFの増加により増えていくと考えられ, 総合的な知識を持って心エコーを「ゲートキーパー」として活用する。

1. 心アミロイドーシスの古典的な 心エコーの特徴

以前から多くの心エコー所見が, 心アミロイドーシスと関連していると報告されている。以下にそれらの所見をまとめる（図1）。

① **左室壁の肥厚**：診断のきっかけとなる, もっとも重要な指標で, 全周性の12mm以上の肥大を呈することが多い。心電図で肥大型心筋症のような高電位を認めないことも特徴であり, 心電図上の低電位と心室中隔肥厚（＞1.98cm）の組み合わせで, 感度 72％, 特異度91％, 陽性的中率79％, 陰性的中率88％で心アミロイドーシスの診断が可能であったと報告されている[1]。

② **granular sparkling**：心筋がざらざら, ギラギラとしたテクスチャとなり, 不均一な顆粒状の高輝度エコーを認めることを, granular（粒状の）sparkling（輝き）と呼ぶ。以前は心アミロイドーシスに特異的だと考えられていたが, 感度は30％と低く, また機器の設定でハーモニック法を使っていると, 心アミロイドーシス以外でもこのように見えることが多い[2]。そのため, 現在ではあまり信頼性の高くない, あくまで補助的な所見だと考えられている。

③ **高度の拡張能障害**：心筋へのアミロイド沈着に伴い左室壁の肥厚が生じる中で, 拡張障害もまた発生する。病初期において, 左室壁の肥厚が顕著になる以前から左室拡張障害が生じることは知られている[3]。初期では僧帽弁血流E/A比は減少し, 等容性拡張時間は延長するが, 病期進行に伴い僧帽弁血流は拘束性障害パターンとE波減速時間の短縮, 肺静脈血流のS/D比減少を認める[4]。パルス組織ドプラでは弁輪部のe', a', s'はいずれも顕著な低下を示すことが一般的である。

④ **左房拡大**：左房拡大もまた心アミロイドーシスで認められる典型的かつ古典的な所見のひとつである[5]。一般的な機序として, 左室拡張障害や左室充満圧の上昇に伴う左房負荷から二次性に生じると考えられている。心室筋のみならず心房筋へのアミロイド沈着が生じ

> **図1** 心アミロイドーシスの心エコー所見

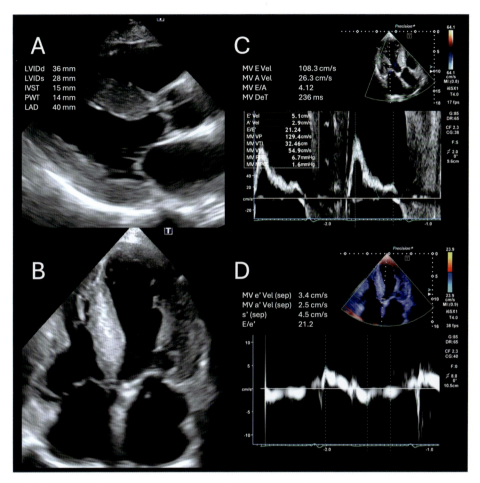

心アミロイドーシスの典型例。左室全周性肥大を認める（A：左室長軸像，B：心尖部4腔像）。左室流入速波形は拘束性障害パターン（C）であり，パルス組織ドプラ（D）ではe'，a'，s'波はいずれも低下を示す。

ることによる直接的な影響も指摘されており，特に病期後半にはアミロイド沈着に伴う心房中隔肥厚も高率で検出される[6]。左室肥大のあるATTR心アミロイドーシスにおいて，心房のサイズにかかわらず左房機能異常を示すことも報告されている[7]。また心アミロイドーシスは心房細動を合併することも多く，それに関連する心房に限局したアミロイド沈着が生じる病態である「限局性心房性アミロイドーシス」の報告もある[8,9]。こうした複合的な要因により，左房拡大が生じると考えられている。心房細動を合併した心アミロイドーシスは左房内血栓を呈することもあり，『2020年版心アミロイドーシス診療ガイドライン』では確定診断のために経食道心エコーが推奨されている。

⑤ **乳頭筋，弁，心房中隔，右室壁の肥厚**：アミロイド沈着が主たる病因であることから，心臓組織へ沈着することで，各部位の肥厚・肥大を呈することとなる。そのため左室壁のみならず，乳頭筋，弁，心房中隔，右室壁が顕在化す

図2 スペックルトラッキング法

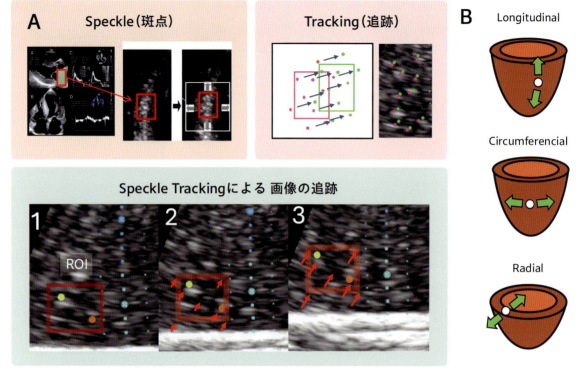

A：スペックルトラッキング法の原理。ROI内の複数の斑点(speckle)を追跡(tracking)して，それらの経時的変化量を計算する。
B：Longitudinal, Circumferencial, Radial strainの計測方向。

ることも重要なエコー所見と言える[6]。AL心アミロイドーシスにおいて，左室側の弁肥厚が予後規定因子であるとされており，僧帽弁または大動脈弁の3mm以上の肥厚が5年生存率と関連していたとの報告がある[10]。また心房へのアミロイド沈着は機能的な心房停止の原因となり，血栓形成を来すことも知られている[11]。心房細動のみならず，洞調律下でも生じたとする報告もある[12]。

⑥ **少量の心膜液**：心アミロイドーシスにおいては，少量の心膜液を全周性に認めることをよく経験する。これは特にAL心アミロイドーシスに多く認められ，拡張障害を主体とした心不全による症状であると同時に，アミロイド蛋白そのものが持つ心毒性が関与している

のかもしれない[13]。

2. スペックルトラッキング法による apical sparing

スペックルトラッキング法は，心エコー画像に認められるスペックル（組織に当たった超音波の乱反射で起こる粒状エコー）をパターン認識し，それを各フレーム間で追尾することにより，心エコー上の心筋構造を経時的に解析する方法である（図2, 3）。

スペックルトラッキング法を用いることで，心筋の縮み率であるストレイン，およびその時間微分であるストレインレートを求めることが可能である。ストレインの低下はLVEFの低下に先立った微細な心筋障害を反映すると

図3 スペックルトラッキング法によるapical sparing

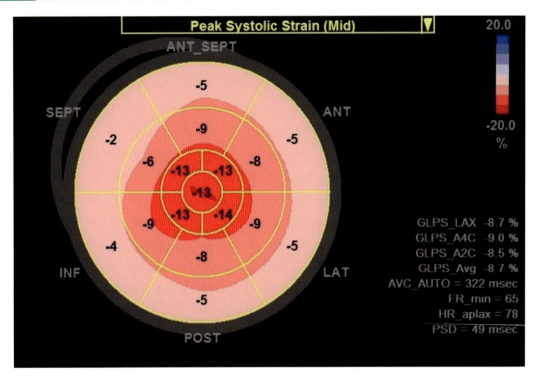

スペックルトラッキング法によるapical sparingの1例。長軸方向ストレインの心尖部と心基部の比が2.1以上である場合、心アミロイドーシスを高精度で診断できるとの既報あり。この症例での心尖部と心基部の比は約3.0となる。

され、さまざまな疾患においてその有用性が報告されている。

一般に心筋細胞の収縮は心内膜の内斜走筋から障害され（縦軸方向の障害）、輪状筋や外斜走筋の働きで収縮を保つこと（円周や直径方向の動きが保たれる）が、さまざまな疾患の病初期に認められる。しかし心アミロイドーシスにおいては、心筋細胞の収縮が縦軸方向（longitudinal strain）や円周方向（circumferential strain）、直径方向（radial strain）のいずれの方向にも低下すると報告されている[14]。

特に、心アミロイドーシスの診断にもっとも重要なストレインの所見は、apical sparingと呼ばれる心尖部/心基部のストレインの勾配である。詳しい機序は不明だが、心アミロイドーシスでは左室基部から心筋収縮が障害され、心尖部では保たれることが知られており、Phelanらは長軸方向ストレインの心尖部と心基部の比が2.1以上である場合、心アミロイドーシスを感度93％、特異度82％と非常に高い精度で診断できたと報告している[15]。ただし、臨床では後述するASを含めた他の肥大心でもapical sparingを認めることはあり、必ずしもここまでの診断精度ではないことに注意が必要である[16]。

また、すべてのセグメントにおける長軸ストレインを平均した、global longitudinal strain（GLS）はさまざまな疾患で予後と密接に関わっているとされるが、心アミロイドーシスにおいても重要な予後因子であるのみならず、GLSの低下自体が心アミロイドーシスの特徴的な所見として診断にも有用であると考えられている。ただし、GLSの値は心エコー

機種によって正常値が少し異なるため、確定的なカットオフがないことには注意が必要である。

3. 心アミロイドーシスを疑うべき患者像

近年、ASやHFpEFの患者群で、心アミロイドーシスの併発が極めて高頻度であることが指摘されている。また、透析患者におけるスクリーニング目的の心エコーや、原因不明の左室肥大の精査なども注意すべきオーダー情報である。

特に注目されるASとHFpEFについて以下に述べる。

① AS

ASに心アミロイドーシス併存が多いのは、ASが心アミロイドーシスの好発年齢と同じく高齢者、特に後期高齢者に多いことと、アミロイド蛋白が大動脈弁に蓄積して肥厚を来す可能性が関係していると考えられる。

これまでの研究で、AS患者の10〜30％に心アミロイドーシスの存在が示されており[17,18]、これらの患者には心エコーを用いたスクリーニングが、早期診断および適切な治療計画の立案に大きく寄与する可能性が高い。特にparadoxical low-flowやlow-gradientを伴うAS患者において心アミロイドーシスの併存が多く報告されており、心エコーによる早期診断が不可欠である[16,19]。

ASにおける心アミロイドーシス診断のポイントとして、左室肥大はASによる左室内圧負荷のみでも起こるため、心肥大単独から疑いを持つのは難しい。また、apical sparingはAS患者では認めづらいとの報告もある[20]。ASでは、心エコーで右室肥大や心房中隔の肥大、極端に強い拡張障害、また治療（カテーテル治療や手術）介入後も改善しない左室肥大などが見られた場合に、心アミロイドーシスの診断に進めるのがよいと考えられる。

② HFpEF

HFpEFもASと同じく高齢者、特に後期高齢者に多く、左室肥大を伴うことが多い。HFpEFは非常に数が多く、現在日本に120万人以上いると言われる心不全患者の、50〜70％に見られると考えられている[21]。

心アミロイドーシスによる拡張能不全を中心とした心機能障害そのものが心不全症状を引き起こし、HFpEFを呈するため、臨床で遭遇する多くのHFpEFの症例の中から、いかに心アミロイドーシスの疑い症例を抽出していくかが重要となる[22]。

心エコーでは、これらの心アミロイドーシスにおける特徴的かつ古典的所見およびストレイン所見を参考にして、身体所見や心電図所見、病歴も含めて診断していくことが望ましい。

4. 症例

【現病歴】88歳男性。X−10年から高血圧と心房細動、X−5年から左室機能低下を指摘されていた。X−1年に初回の心不全入院となり、心保護薬を導入して退院したが、X−5か月に心不全増悪で再入院した。いったんは改善して退院したものの、再び胸水およびNYHA Ⅲ度相当の呼吸困難が出現し、三度目の入院加療となった（図4）。

【既往歴】高血圧、心房細動。

【バイタルサイン】体温 36.8℃、呼吸数 15/min、血圧 114/84mmHg、脈拍数78/min、酸素飽和度98％

【身体所見】身長 169cm、体重 53kg、意識清明、頸静脈怒張あり、四肢浮腫を認める、心音 Ⅰ→Ⅱ→Ⅲ（＋）Ⅳ（−）胸骨左縁第二肋間および心尖部に収縮期雑音を認める、ラ音なし、手根管症候群の既往なし、巨舌ははっきりしない。

【血液検査】クレアチニン 1.49 mg/dL、NT-proBNP 3670 pg/mL

【心電図所見】心房細動、HR53 bpm、波形は図

図4　症例の検査所見

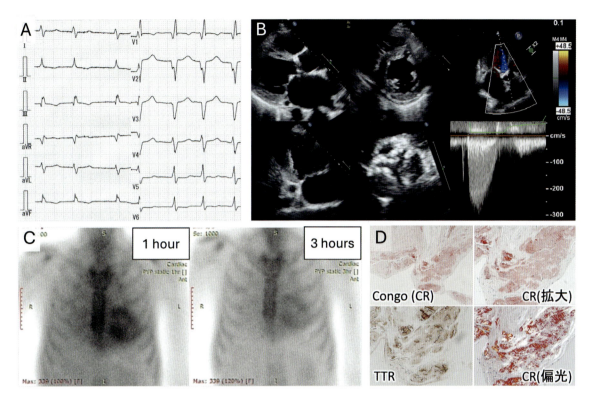

A：12誘導心電図，B：経胸壁心エコー，C：⁹⁹ᵐTc-PYPシンチグラフィ画像，D：心筋生検組織のコンゴーレッド染色画像

に供覧．左室低電位は認めない．
【胸部X線写真】CTR 65%, 両側CPA dull, 肺野はclear
【内服】カルベジロール 5mg, アピキサバン 5mg
【心エコー所見】左室拡張末期径/収縮末期径58/49mm, 左室中隔壁厚/左室後壁壁厚12/11mm, 左房径 61mL, 左房容積係数88mL/m², 左室壁運動はびまん性に低下しており，LVEF 38%, 大動脈弁口面積0.7cm², 平均圧較差18mmHg, stroke volume index 27.7mL/m²と classical low-flow low-gradient ASを認めた．
【経過】ASはドブタミン負荷心エコーによって重症ASで間違いないと判断され，ASに伴う心不全として，ASに対するカテーテル治療（TAVI）を行った．TAVIは合併症なく施行され，いったん退院したが，その後も心不全による入院を繰り返した．再入院時の心エコーで，ストレイン法によるapical sparingを認めたため，⁹⁹ᵐTc-PYPシンチグラフィを施行し，Visual scoreによってATTR心アミロイドーシスの可能性が指摘された．心筋生検のコンゴーレッド染色で黄緑色偏光となるアミロイド沈着を認め，また同部位は野生型トランスサイレチンに対する抗体で特異的に陽性であることから，ATTR心アミロイドーシス（ATTR-CA）と診断され，タファミジスが開始された．
【考察】本症例は典型的なAS患者に隠れていた心アミロイドーシス症例である．AS症例には前述のように非常に多くの心アミロイドーシ

スが隠れているとされ，常に注意して心エコーを見ることが重要である。本症例の場合はASが重度であったため，TAVIの施行は妥当だったと思われるが，さほど重度ではないASであるにもかかわらず心不全症状が強い場合や，AS治療後も心不全が続くときは，特に注意して検査を進める必要がある。

5. AIの可能性と今後の展望

このように，これまで心エコーによる心アミロイドーシスの診断は古典的所見やストレイン所見を合わせつつ，いずれも単独で確定的となる所見はないことから，総合的に判断する能力が重要であった。一方で近年，人工知能（AI）の技術を使ってこの問題を解決しようという動きがある。

Gotoらは，AIによって心電図や心エコーから「心アミロイドーシスらしさ」を専門医以上に正確に診断できたと報告している[23]。

現在，複数の企業が高性能なAIを開発中で，いずれ臨床でも使用できる可能性が高い。ただし，AIも含めすべての検査において，感度や特異度といった検査そのものの特性のほかに，検査前確率や有病率，患者特性の違いなど，臨床現場で得られる情報が検査の正確性に大き

な影響を与えることを理解しておかないといけない。

6. おわりに

心アミロイドーシスの診断において，心エコーは今後も重要な役割を担うことは疑いようがない。これまでに報告されている古典的な所見やスペックルトラッキング法を用いた診断指標は，ひとつで十分診断できるほどの特異性はなく，総合的に心エコーの読影力が試される疾患と言えるかもしれない。特に，心アミロイドーシスはASやHFpEF患者において高頻度に見られ，高齢化が進む社会において，スクリーニングや早期診断の重要性はこれからも増すと考えられる。

今後はAIによる心エコー画像解析が臨床現場に導入されることで，専門医の技術を補完し，診断精度の向上や効率的な診断が期待される。しかしAI技術を含めたすべての検査には限界があるため，検査前確率や患者背景を考慮し，最適な診断・治療を行うための判断力が求められる。

今後，多くの心エコー検査室で心アミロイドーシスのスクリーニングがシステム化されることを期待している。

文献
1）Rahman JE, et al. Noninvasive diagnosis of biopsy-proven cardiac amyloidosis. J Am Coll Cardiol. 2004;43:410-415.
2）Selvanayagam JB, et al. Evaluation and management of the cardiac amyloidosis. J Am Coll Cardiol. 2007;50:2101-2110.
3）Koyama J, et al. Usefulness of pulsed tissue Doppler imaging for evaluating systolic and diastolic left ventricular function in patients with AL (primary) amyloidosis. Am J Cardiol. 2002;89:1067-1071.
4）Klein AL, et al. Doppler characterization of left ventricular diastolic function in cardiac amyloidosis. J Am Coll Cardiol. 1989;13:1017-1026.
5）Borer JS, et al. Echocardiographic observations in patients with systemic infiltrative disease involving the heart. Am J Cardiol. 1977;39:184-188.
6）Siqueira-Filho AG, et al. M-mode and two-dimensional echocardiographic features in cardiac amyloidosis. Circulation. 1981;63:188-196.
7）Henein MY, et al. Reduced left atrial myocardial deformation irrespective of cavity size: a potential cause for atrial arrhythmia in hereditary transthyretin amyloidosis. Amyloid. 2018;25:46-53.
8）Röcken C, et al. Atrial amyloidosis: an arrhythmogenic substrate for persistent atrial fibrillation. Circulation. 2002;106:2091-2097.
9）Kawamura S, et al. Incidence and distribution of isolated atrial amyloid: histologic and immunohistochemical studies of 100 aging hearts. Pathol Int. 1995;45:335-342.
10）Mohty D, et al. Prevalence and prognostic impact of left-sided valve thickening in systemic light-chain amyloidosis. Clin Res Cardiol. 2017;106:331-340.
11）Feng D, et al. Intracardiac thrombosis and anticoagulation therapy in cardiac amyloidosis. Circulation. 2009;119:2490-2497.
12）Dubrey S, et al. Atrial thrombi occurring during sinus rhythm in cardiac amyloidosis: evidence for atrial electromechanical dissociation. Br Heart J. 1995;74:541-544.
13）Kotecha T, et al. Myocardial Edema and Prognosis in Amyloidosis. J Am Coll Cardiol. 2018;71:2919-2931.

コラム

検査の特性と検査前確率をよく考えて

　検査の正確性を評価する上で重要な，感度と特異度，および陽性的中率（PPV）と陰性的中率（NPV）について考えてみたい。

　理想的なのは高い感度と特異度を持つ検査だが，実際にその結果がどれだけ有用かは，検査前確率や有病率の影響も見逃せない。

　たとえば感度90%，特異度95%の検査の場合。検査前確率（有病率）が50%なら，陽性的中率は高くなり，陰性的中率も比較的高くなる。しかし，もしこの検査前確率が極端に低かったらどうなるだろうか？　たとえば検査前確率が1%の場合で，PPVを具体的な計算で示してみよう。

　仮に1,000人の被験者がいて，有病者を1%（すなわち10人）としてみる。検査の感度が90%であるため，真の陽性者は9人となり，1人は偽陰性となる。一方，特異度が95%であるため，990人の非有病者のうち5%に当たる49.5人が偽陽性と判定される。ここからPPVを求めると，陽性判定を受けた総数は9人（真陽性）＋49.5人（偽陽性）＝58.5人である。結果，PPVは約15.4%（9/58.5）にしかならない。

　同様に，陰性的中率（NPV）についても計算してみよう。陰性判定を受けた者のうち，真の陰性者は990人中940.5人，偽陰性者は1人である。したがって，NPVは約99.9%（940.5/941.5）となり，陰性判定の信頼性はきわめて高いことがわかる。

　この例が示すように，感度や特異度が高い検査でも，検査前確率が低い場合にはPPVが低下するため，診断結果の解釈に注意が必要だ。

　心エコーや心電図などはしばしば健診を含めた幅広い対象に行われるが，心アミロイドーシスのような一般に頻度が高いとは言えない疾患を見つける際には，むやみやたらに検査をしても偽陽性を増やすばかりとなる可能性がある。検査の特性と，検査前確率をよく考えて，適切な対象に検査を行うように心がけよう。

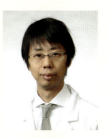

鍵山暢之

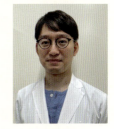

酒本　暁

---

14) Sun JP, et al. Differentiation of hypertrophic cardiomyopathy and cardiac amyloidosis from other causes of ventricular wall thickening by two-dimensional strain imaging echocardiography. Am J Cardiol. 2009;103:411-415.
15) Phelan D, et al. Relative apical sparing of longitudinal strain using two-dimensional speckle-tracking echocardiography is both sensitive and specific for the diagnosis of cardiac amyloidosis. Heart. 2012;98:1442-1448.
16) Castaño A,et al. Unveiling transthyretin cardiac amyloidosis and its predictors among elderly patients with severe aortic stenosis undergoing transcatheter aortic valve replacement. Eur Heart J. 2017;38:2879-2887.
17) Ternacle J, et al. Aortic Stenosis and Cardiac Amyloidosis: JACC Review Topic of the Week. J Am Coll Cardiol. 2019;74:2638-2651.
18) Jaiswal V, et al. Cardiac amyloidosis and aortic stenosis: a state-of-the-art review. Eur Heart J Open. 2023;3:oead106.
19) Longhi S, et al. Coexistence of Degenerative Aortic Stenosis and Wild-Type Transthyretin-Related Cardiac Amyloidosis. JACC Cardiovasc Imaging. 2016;9:325-327.
20) Castaño A,et al.Unveiling transthyretin cardiac amyloidosis and its predictors among elderly patients with severe aortic stenosis undergoing transcatheter aortic valve replacement.Eur Heart J, 2017;38(7):2879–2887.
21) Shiba N, et al. Trend of westernization of etiology and clinical characteristics of heart failure patients in Japan—first report from the CHART-2 study—. Circ J. 2011;75:823-833.
22) See ASY, et al. Prevalence and Risk Factors of Cardiac Amyloidosis in Heart Failure: A Systematic Review and Meta-Analysis. Heart Lung Circ. 2022;31:1450-1462.
23) Goto S,et al. Artificial intelligence-enabled fully automated detection of cardiac amyloidosis using electrocardiograms and echocardiograms. Nat Commun. 2021;12:2726.

＜心エコー＞

心エコーの上手な撮り方

榊原記念病院 臨床検査科　**規矩智 千絵**（ページ監修：榊原記念病院 循環器内科医長 泉 佑樹）

ここがポイント！

- 左室肥大を認めたら「壁肥厚の原因は何か？」と考える。
- 原因不明の左室肥大や左室拡張障害を認めた際に，心アミロイドーシスを疑えるかどうかが重要。
- 積極的にストレイン解析を行ってみる。
- 心エコー所見だけでなく，心電図や採血データ，既往歴を確認して総合的に判断する。

1. はじめに

　近年，心アミロイドーシスに対する有効な治療手段・薬剤が登場し，その予後は改善している。しかし診断が遅れると治療薬の効果が十分に発揮されないため，早期発見の意義はきわめて大きい。

　心アミロイドーシスの診断において，心エコーはスクリーニング検査として重要な役割を果たしている。心エコー検査のみで心アミロイドーシスを診断することはできないが，「心アミロイドーシスの可能性を見逃さないこと」が検査を行う上で重要である。

　原因不明の心不全，特に高齢者の左室駆出率が保たれた心不全（HFpEF）や心肥大症例では，心アミロイドーシスの可能性を念頭に置いて検査を行うことが，早期診断のきっかけとなる（表1, 図1）。

　表1は心エコーでどのような所見があったときに，心アミロイドーシスを疑うべきなのかが示されている。特にHFpEFや，左室肥大があるにもかかわらず心電図が低電位であったら，積極的にストレイン解析を行うべきである。

　また，心エコー検査は非侵襲的に繰り返し評価をすることが可能であり，いくつかの心エコー指標は予後を推定し得ることが知られているため，確定診断後の経過観察においても欠かせない検査である。

　しかし適切な画像が描出できなければ，その評価も困難となる。心エコー検査においてもっとも重要なのは，基本断面をきれいに描出することはもちろん，心アミロイドーシスの診断に有用であるglobal longitudinal strain（GLS）の解析を行うにあたっては，特に安定した画像を記録するよう心掛ける必要がある。

表1　心アミロイドーシスの心エコー所見
・左室肥大（>12mm）
・左室拡張障害
・apical sparing
・granular sparkling appearance
・心房中隔肥厚
・心膜液貯留
・弁肥厚

第2章 心アミロイドーシスの画像診断

図1 心アミロイドーシス診療アルゴリズム

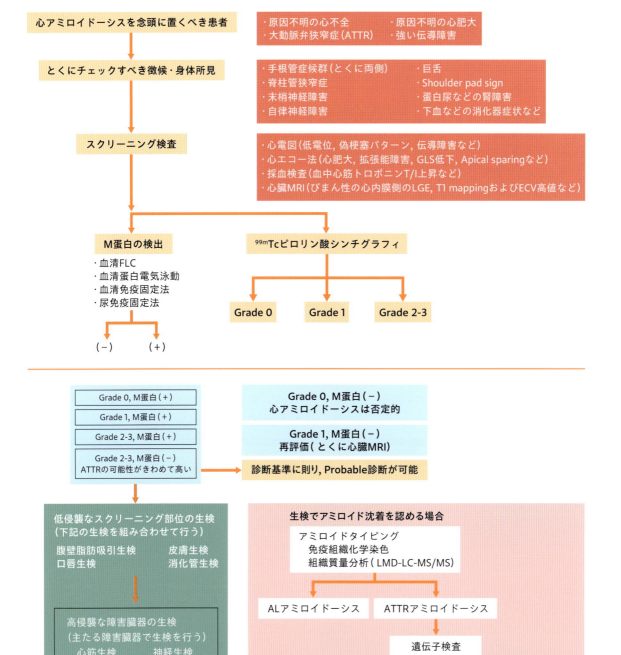

日本循環器学会. 2020年版 心アミロイドーシス診療ガイドライン.
https://www.j-circ.or.jp/cms/wp-content/uploads/2020/02/JCS2020_Kitaoka.pdf [2024年10月閲覧]

2. 心エコーの基本

適切な画像を得るためには，患者の体位や呼吸の調整，適切な装置の設定が必要となる。

① 心エコー検査の体位

基本的には左側臥位で行う。

② 呼吸の調整

一般的に傍胸骨アプローチは呼気，心尖部アプローチは吸気において良好な画像を得られることが多い。

③ 装置の設定調整

周波数の調整は必要に応じて行う。周波数が高ければ画像の解像度は向上するが，深部まで超音波が届かない。肥満体型の場合，脂肪で超音波が減衰しやすく，良好な画像を得られないことがある。その際は周波数を下げて検査するとよい。逆に，小児や痩せ型の場合は，高い周波数を用いるとよい。

心内膜面を明瞭に描出するためには，ゲインやダイナミックレンジを調節する。辺縁が明瞭でない場合には，ダイナミックレンジを低くするとコントラストがはっきりする。

④ パルスドプラ心エコー法

適正なゲインはバックグラウンドが黒く，血流波形のエンベロープが明瞭に描出される状態である。ベースライン付近の波形がカットされてしまっている場合，ウォールフィルタの設定が高すぎるので調整する。

サンプルポイントを置く位置により，波形が変化し計測値に影響が出る。左室流入血流波形を描出する際のサンプルポイントは，僧帽弁弁尖付近に設定して記録する。

3. 心肥大の評価

左室肥大を呈する疾患はさまざまであり，肥大の程度や分布から，原因を鑑別する必要がある。心エコーのみで原因を特定することは困難で，ほかの検査所見と合わせて診断する必要がある。その際，診断の一助となるエコー画像の記録が求められる。

左室壁厚は，傍胸骨長軸断面にて，心室中隔壁と左室後壁を計測する。傍胸骨長軸断面を描出する際のポイントは，乳頭筋や腱索などの僧帽弁弁下組織が描出されない，左室がもっとも大きく見える断面を描出することである。左室壁厚を計測する時相は拡張末期（僧帽弁が閉鎖した直後）で，僧帽弁弁尖レベル直下の直線上で計測する。斜め切りにならないように注意が必要である。

心筋の肥大が全周性か，それとも不均一な肥大なのかといった肥大様式の観察は，心肥大の原因特定に重要である。一般に，肥大型心筋症が局所的で不均一な壁肥厚を特徴とするのに対し，心アミロイドーシスでは全周性の壁肥厚が著明である。

肥大分布の観察は，傍胸骨短軸断面を基本として，さまざまな断面から行う。傍胸骨短軸断面が斜め切りになってしまうと，肥大が均一なのか不均一なのかの判断が困難となる。

短軸断面で左室が楕円形に描出されている場合は，探触子を当てている肋間が下位すぎるので，さらに上位の肋間に探触子を移動させて，左室が正円形になるように描出する。

心アミロイドーシスを示唆する所見として，肥厚心筋のgranular sparkling signが従来までは特徴的とされてきた。granular sparkling signとは，心筋に不均一に顆粒状の高輝度エコーを認める所見のことである。しかし近年，エコー機器にハーモニックイメージングが標準装備されるようになってからは，心アミロイドーシス以外でもgranular sparkling様に見えてしまうことがあり，その有用性は従来より低いと考えられている。

4. 拡張能評価

心アミロイドーシス症例では，心筋へのアミロイド沈着により心不全を生じ，心室の拡張障害が収縮障害に先行すると考えられている。

ドプラ法による左室拡張指標は心アミロイドーシスの予後予測因子であり，左室流入血流波形は病状の進行とともに変化するので，サンプルボリュームの位置などに注意して，正しく計測する必要がある。

5. GLS（global longitudinal strain）

GLSは心筋の長軸方向の収縮機能を表し，左室長軸方向の早期の収縮異常を検出可能である。正常値は絶対値で20％以上とされる。

心アミロイドーシスでは，病期が進行すると，左室長軸方向のストレイン値（GLS）が心室基部から低下していき，相対的に心尖部では保たれているapical sparingの所見が認められる。Bモードの目視でも，apical sparingがわかる場合もあるが，GLSのBull's Eye表示では視覚的にapical sparingを可視化することができる。

GLSは心尖部4腔像・心尖部2腔像・心尖部左室長軸像（3腔像）のBモード3断面を描出し，各longitudinal strainの平均値で算出される。

心内膜面が明瞭であり，かつ真の心尖部を捉えた断面の描出が求められる。心内膜面の描出が不良だと解析困難となるため，周波数やゲイン，ダイナミックレンジを適切に設定してきれいな画像を記録するよう努める。

また，息止めを行い，揺れの少ない安定した画像を記録することも大切なポイントである。計測誤差を減らすためには，左室がメインの画像となるように視野深度を調整する。左房は納まらなくても構わないが，僧帽弁輪部が十分入るように調整する。

ストレイン解析において，フレームレートは重要となる。一般的に最適なフレームレートは40～80Hzと言われている。心拍数との関係も考慮しなければならない。心拍が速い場合はフレームレートも速くしないと適正なデータを得られなくなる。フレームレートは心拍数の60～120％を目安に行うことで，解析精度を保つことができるとされている。できるだけ画角を狭めることで，フレームレートを上げることが可能である。

GLS解析においては，心エコーやストレイン解析の装置によってばらつきがあるため，現時点ではGLSの症例間の比較や同一症例の追跡には同一の心エコー装置とストレイン解析装置を用いることが推奨されている。

6. 心電図，血液検査などほかの検査所見と合わせて評価

心エコー検査の前に心電図やX線，心音などを確認しておくことは，所見を見落とさないために大切である。

心エコー検査で原因不明の著明な左室肥大を見つけ，心アミロイドーシスを少しでも疑った際には，検査後にもう一度心電図を見直して，低電位・偽梗塞パターン・伝導障害・心房細動といった所見がないか確認し，血液検査のデータ（トロポニンTやNT-proBNP）を確認すること，さらには手根管症候群や脊柱管狭窄症といった心アミロイドーシスで合併が多い既往歴を有しているかにも着目して，総合的に判断していくことが重要である。

【症例1】80代男性，HFpEF（図2, 3）

慢性心房細動で長期間フォローされていた80代男性が，X－1年より心不全症状を呈し，NT-proBNPが2530pg/mlに上昇した。血圧と体重コントロールは良好であったものの，心不全および腎機能障害は悪化した。心不全および慢性腎不全の原因と治療方針の再検討のため，当院紹介となった。

・採血所見：Hb 12.4g/dl, Cr 1.26mg/dl, Na 136mEq/l, NT-proBNP 4563 pg/ml.
・心電図（図2）：AF，低電位（左室肥大に見合わない）
・心エコー（図2）：
　左房拡大あり：LA volume index 98.0ml/m2
　左室肥大あり：IVSd 15mm, LVPWd 15mm,

図2　症例1：HFpEFの心電図と心エコー図

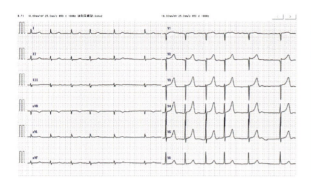
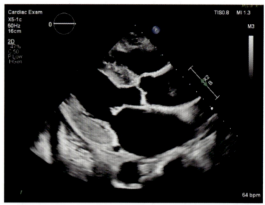
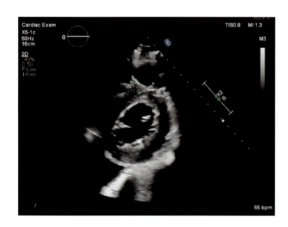
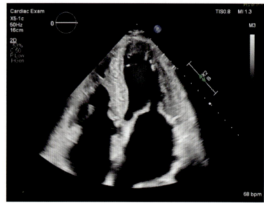

左室の壁は全周性に肥厚を認め，中隔・後壁ともに15mm。EFは58％と保たれている。4腔像を見ると心房中隔の肥厚が疑われ，僧帽弁や大動脈弁の弁尖の肥厚も認められる。この時点のエコーの印象として，「左室の壁が肥厚している理由は何か？　apical sparingがありそうだ。そういえば心電図は低電位で，NT-proBNPが高かった」と考え，GLSの評価を追加することとした。

図2動画

（QRコード読み込み先のリンクに動画を公開中）

① ATTR症例1　LAX　② ATTR症例1　SAX　③ ATTR症例1　4ch

※同じ動画が再生される場合は，アプリを閉じてから再度読み込んでください。

第2章 心アミロイドーシスの画像診断

> **図3** 症例1：心アミロイドーシスを疑って追加したGLS解析と99mTc-PYPシンチグラフィ

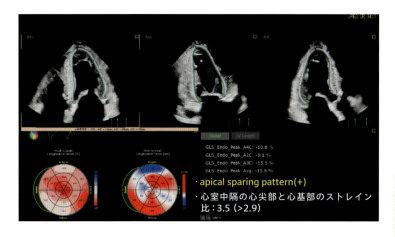
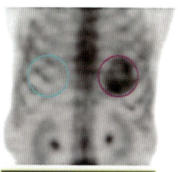

GLSの解析により心室中隔の心尖部と心基部のストレイン比は3.5と有意であり，apical sparing patternの見た目の印象を数値として証明することができた。心エコー所見から心アミロイドーシスを積極的に疑い，後日施行した99mTc-PYPシンチグラフィでも陽性（Grade 3）であり，診断は「ATTR心アミロイドーシス疑い」となった。

> **図3動画**
> （QRコード読み込み先のリンクに動画を公開中）
> ④ ATTR症例1　GLS

Relative wall thickness 0.65, LV mass index 190g/m2
左室サイズと駆出率は正常：LVDd 46mm, LVDs 32mm, LVEF 58%
ドプラ所見：E/e' 8.4, MV E vel 82.0cm/sec, septal e' 7.8cm/sec, lateral e' 11.6cm/sec
TR max vel 2.8m/sec, TAPSE 15mm
そのほか：心房中隔肥厚と弁尖肥厚あり。

　左室の壁肥厚（IVSd 15mm, LVPWd 15mm）が認められ，LVEFは58%と保たれていたが，心房中隔と弁尖の肥厚が認められ，GLS解析で「apical sparing pattern」が確認された。心尖部と心基部のストレイン比は3.5と有意な結果を示し，心アミロイドーシスが強く疑われた（図3左）。以上の結果を踏まえて，エコーレポートには「心アミロイドーシスの可能性についてはいかがでしょうか？」とコメントを記載した。
　この患者には99mTc-PYPシンチグラフィが追加され，陽性（Grade 3）となった（図3右）。その後，左室心筋生検によりATTR心アミロイドーシスと診断され，最終的に遺伝子検査で野生型ATTRアミロイドーシスと確定した。

【症例2】70代女性，大動脈弁狭窄症（図4）

　70代女性。中等度の大動脈弁狭窄症（AS）で2年前より経過観察していたところ，2か月前より平地歩行時の息切れが出現した。腎機能障害はないが，NT-proBNPは849pg/mlと高値であり，心電図は左脚ブロックで伝導障害を認めた。

　弁膜症の重症度に対して心不全症状が強く進行しているため心アミロイドーシスを積極的に疑い，造影心臓MRI，シンチグラフィ，心臓カテーテル検査および心筋生検などを行うため検査入院となった。脊柱管狭窄症の既往あり。

　心エコー検査では，左室壁は中隔16mm・後壁15mmと全周性肥厚が認められ，LVEFは55%と保たれていた。ASの重症度はpeak vel 3.7m/sec, mean PG 31mmHg, AVA 1.0cm^{2}と中等症の所見であった。この時点で，ASが中等症にしては左室肥大が著しいことから，心アミロイドーシスが鑑別に挙げられた。E/e' 18.4, LA volume index 42.8ml/m^{2}と左室拡張障害も認められた。心尖部に比べて基部の収縮低下あり。GLS解析で心尖部と心基部のストレイン比は3.4であり，典型的なapical sparing patternを示した。

　^{99m}Tc-PYPシンチグラフィでは陽性（Grade 3），心筋生検でコンゴーレッドおよびDFS染色陽性，免疫染色Transthyretin陽性であった。遺伝子検査で遺伝子変異のないことが確認され，野生型ATTRアミロイドーシスと診断された。

図4　症例2：中等症ASの心電図と心エコー図左室長軸像

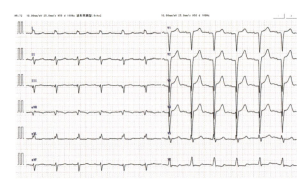
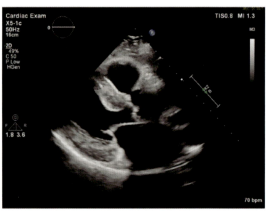

心電図は左脚ブロックで伝導障害あり。左室壁は中隔16mm，後壁15mmと全周性肥厚が認められるが，ASの重症度は最大流速3.7m/sec, AVA 1.0cm^{2}と中等症の所見であった。ASが中等症にしては左室肥大が著しいことから，心アミロイドーシスが鑑別に挙げられた。

図4動画
（QRコード読み込み先のリンクに動画を公開中）

⑤ ATTR症例2 AS LAX　　⑥ATTR症例2 AS SAX　　⑦ ATTR症例2 AS 4ch　　⑧ ATTR症例2 AS GLS

※同じ動画が再生される場合は，アプリを閉じてから再度読み込んでください。

> コ ラ ム

心エコー, 撮影のコツ

心エコー検査においてもっとも重要なのは, 基本断面を正確に描出することである. 正しい体位や呼吸の調整, 適切な装置設定が不可欠であり, これらが整っていないと高度な解析も意味を持たない.

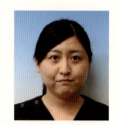

規矩智 千絵

ポイント1: 安定した呼吸タイミングの確保

呼気時や吸気時に心臓の位置が変動するため, 最適なタイミングで撮影することが画像の安定性を高める.

ポイント2: 装置設定のこまめな調整

ゲインやダイナミックレンジを調整し, 常に最良の画質を保つことが診断精度の向上に寄与する. 特にGLS解析においては, フレームレートの適切な設定が解析結果の精度に影響を与えるため, 心拍数に応じた調整が求められる.

ポイント3: GLS解析の重要性

apical sparing patternは, 心エコーで心アミロイドーシスを疑う際に重要である. 原因不明の心肥大を認める症例ではストレイン解析を積極的に行うと, 心アミロイドーシスを見つけるヒントとなることがある.

＜核医学＞

心臓核医学を使いこなす

榊原記念病院 放射線科 医長　大滝 裕香

ここがポイント！

- 心アミロイドーシスを来す病型は，ATTRとALの2つに大別される。心アミロイドーシスは病期が進行すると予後不良の疾患であり，早期診断が望まれる。臨床的に疑われた場合には，シンチグラフィによるATTR心アミロイドーシスのスクリーニングが重要である。
- ATTR心アミロイドーシスの診断に国内で用いられる骨シンチグラフィのトレーサーには，99mTc-PYPと99mTc-HMDPがあり，肋骨と比較しての心集積の段階評価によって診断する。心集積の評価にはかつてプラナー像が主に使われていたが，プラナー単独では血液プールと心集積との鑑別が難しいことがあり，SPECTやSPECT/CTが施行可能な施設ではなるべく施行することが推奨される。
- シンチグラフィではALアミロイドーシスのスクリーニングはできないため，心アミロイドーシスが疑われる場合は，シンチグラフィと同時にM蛋白の精査も進めることが重要である。

1. 心アミロイドーシスとは

　アミロイドーシスは，「折りたたみ異常を起こした前駆蛋白質が，特有のβシート構造に富むアミロイド線維を形成し，全身のさまざまな臓器に沈着することで機能障害を起こす疾患の総称」である[1]。その中で，心アミロイドーシスは心臓の間質にアミロイド線維が沈着し，形態的かつ機能的な異常を来す病態である[2]。

　心アミロイドーシスを来す主要な病型は，ATTRアミロイドーシス（トランスサイレチン）とAL アミロイドーシス（免疫グロブリンの軽鎖）の2つに大別される。

　ATTR アミロイドーシスは「トランスサイレチン遺伝子に変異のある遺伝性トランスサイレチン（ATTRv）アミロイドーシス（旧病名：家族性アミロイドポリニューロパチー：FAP）と，変異のない全身性野生型（ATTRwt）アミロイドーシス（旧病名：老人性全身性アミロイドーシス）に分類」される[3]。

　ALアミロイドーシスは，「モノクローナルな免疫グロブリン軽鎖由来のアミロイドが全身諸臓器に沈着して機能障害を生じる病態」である[1]。

　心アミロイドーシスの治療法は，かつては対症療法が主体であったが，近年，病態そのものを標的にした治療法が開発されている。心アミロイドーシスの生命予後は病型や進行度によって異なるものの，病期が進行してからの予後は不良であり，できる限り早期に診断し，治療を開始することが重要である。

2. 診療アルゴリズムにおける核医学 検査の重要性

心アミロイドーシスの診療アルゴリズムにおいて，核医学検査は重要な役割を果たしている。日本循環器学会の『2020年版心アミロイドーシス診療ガイドライン』[1]では，心アミロイドーシスを疑う臨床的所見を認めた場合，免疫血液学的検査でのM蛋白の検出によりALアミロイドーシスのスクリーニングを行い，骨シンチグラフィにてATTRアミロイドーシスをスクリーニングすることを推奨している。そして，骨シンチグラフィが陽性であれば遺伝子検査や生検の必要性を検討する。

指定難病の診断基準には，以前は組織生検によるDefinite診断が必要であったが，最近では骨シンチグラフィによるProbable診断が認められたため，核医学検査における正確な診断が重要視されている。

3. 骨シンチグラフィのトレーサーと その集積機序, 診断精度

世界で心アミロイドーシス診断に使用されている骨シンチグラフィのトレーサーとしては，99mTc-PYP，99mTc-HMDP，99mTc-MDP，99mTc-DPDの4種があるが，国内では99mTc-DPDは利用できない。PETによる心アミロイドーシスの研究も行われているが，まだ前臨床段階である。

このうち現在，国内で保険診療上，心アミロイドーシスの診断目的で利用が認められているのは99mTc-PYPと99mTc-HMDPである。この2種の診断精度は感度70〜100％，特異度90〜100％と高いことが報告されている[4]。ただし骨シンチグラフィにて心集積を認める群の中に，ALアミロイドーシスが含まれることがあるため，心アミロイドーシスが疑われる場合には，骨シンチグラフィとM蛋白の検出を行

い，ATTRとALアミロイドーシス両者のスクリーニングを行うことが推奨されている。

さらに，生検で証明されたATTR心アミロイドーシスの39％に，単クローン性免疫グロブリン血症（MGUS）の合併があったとの報告もある[1]。そのため，ATTRとALの合併が疑われた場合には生検による評価を行い，どちらの病態が主たるものであるかを診断する必要がある。

そもそも，ATTRにおいてなぜ骨シンチグラフィで心集積するのか，そのメカニズムについてはっきりと解明されていない。しかし現在のところ，骨シンチグラフィにおける心集積は，アミロイドーシス心筋内におけるアミロイド線維内のカルシウムレベルを反映していると考えられており，ATTRはカルシウムレベルがALより高いと推測されている[5]。

4. 骨シンチグラフィの評価法

① 撮像プロトコル

骨シンチグラフィの評価は，日本循環器学会のガイドライン[1]に基づき，正面プラナー画像を用いた視覚的評価法と定量的評価法を組み合わせて行う。ただし，プラナー像単独では血液プールと心集積との鑑別が難しいことがあり，SPECTやSPECT/CTが実施可能な施設では併用することが推奨される。骨シンチグラフィの心集積はトレーサー投与1時間後にピークとなり，その後，徐々に低下し，心集積とそれ以外の集積のコントラストはむしろ3時間後に強くなり，3時間後撮影のほうが血液プールの集積と心集積の鑑別は容易であることが多い[6]。99mTc-PYP，99mTc-HMDPとも投与3時間後の撮像は原則として必要であるが，1時間後の撮像で心筋への集積が確認され，血液プールと明確な区別が可能な場合には省略することもできる。

図1　骨シンチグラフィ陰性例

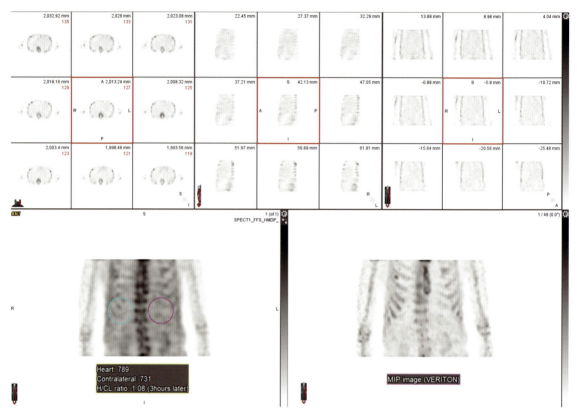

82歳女性。心エコーにより心アミロイドーシスが疑われ，^{99m}Tc-HMDP シンチグラフィを施行。プラナー画像ではH/CL比1.08と上昇を認めず，プラナー像とSPECT像にて心集積を認めず(Grade 0)，陰性の診断となった。後に免疫血液学的検査にてM蛋白が検出され，心筋生検でALアミロイドーシスの診断となった。

② 視覚的評価法と定量評価

視覚的評価法では肋骨と比較しての心筋集積を次のように4段階で評価し，Grade 2以上を陽性とする。ただし，H/CL比の閾値は^{99m}Tc-PYPで報告された値であり，^{99m}Tc-HMDPでのH/CL比の閾値に関する明確なエビデンスは存在しない。

- Grade 0： 心臓への集積なし
- Grade 1： 肋骨よりも弱い心臓への軽度集積
- Grade 2： 肋骨と同等の心臓への中等度集積
- Grade 3： 肋骨よりも強い心臓への高度集積

定量評価では，正面プラナー像において心臓に相当する部位へ関心領域を置き，対側の胸部にも同じサイズの関心領域を置き，H/CL(heart-to contralateral)比を算出する。1時間後撮影では>1.5，3時間後撮影では>1.3を陽性とする。ただし，H/CL比の閾値は^{99m}Tc-PYPで報告された値であり，HMDPでのH/CL比の閾値に関する明確なエビデンスは存在しない。

SPECTやSPECT/CTが利用できず，心集積と血液プール集積の鑑別が困難な場合には，安静心筋血流の^{201}Tlを同時に投与し，心筋血流集積画像と照らし合わせることで，骨

図2 骨シンチグラフィ陽性例

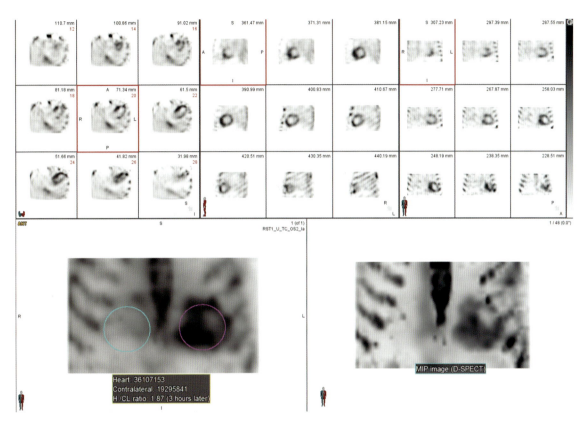

80歳男性。心不全にて入院し、心エコーにて左室肥大、心膜液貯留を認め、心アミロイドーシスが疑われ、99mTc-HMDPシンチグラフィを施行した。プラナー像ではH/CL比が1.87と上昇、プラナー像とSPECT像で、肋骨より高度なGrade 3の心集積を認め、ATTRアミロイドーシスの診断となった。

シンチグラフィにおける血液プールの位置を同定するプロトコル[7]も選択肢のひとつとして挙げられる。ただし2核種を使用することによる被ばく量や検査費用が増加する問題もある。プラナーだけでなくSPECTやSPECT/CTが利用できる場合には、心集積の同定がプラナー単独よりもしやすくなっており、2核種のプロトコルが不要となってきている。

③ 骨シンチグラフィによるアミロイドーシス診断のピットフォール

Grade 0（図1）および3（図2）の診断は比較的容易であるが、Grade 1や2にはALアミロイドーシスが含まれていることがあるため、注意が必要である[5]（図3）。また、肋骨との比較で集積を定量する際に、肋骨骨折や骨疾患などにより、肋骨集積が増加している際はその影響を考慮する必要がある。

稀ではあるが骨シンチグラフィが陰性または境界陽性であっても、生検にてATTRの診断となることもある。そのため臨床的に強く疑われる場合は、ガイドラインでも生検が推奨されている[1]。

疑陽性、偽陰性になる原因としては、心臓ではなく血液プールへの集積を見ている場合や、

図3 骨シンチグラフィ境界例

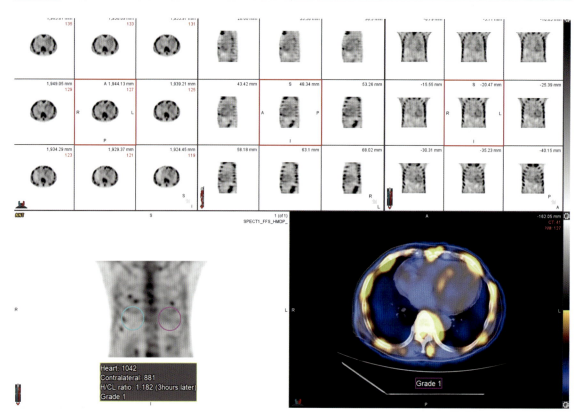

81歳男性。労作時息切れがあり，心エコーにて心肥大と左室駆出率の低下，心臓MRIにて左室にびまん性の内膜優位の遅延造影陽性を認め，心アミロイドーシスが疑われ，^{99m}Tc-HMDPシンチグラフィを施行した。肋骨に骨集積を認めるものの，肋骨より弱い心集積Grade 1を認めた。プラナー像ではH/CL比1.18と上昇は認めなかった。後に免疫血液学的検査と心筋生検の結果よりALアミロイドーシスの診断となった。

撮像タイミングが早期で心集積が十分に得られていない場合，肋骨骨折（図4）や心臓弁の石灰化を心集積と捉えている場合などが挙げられる。

さらに，多くのATTRアミロイドーシスの骨シンチグラフィでの検出感度は高いが，まれに骨シンチグラフィの感度が低い変異型（Ser77TyrやPhe64Leu）[8,9]も報告されており，診断には注意が必要である。

また，骨シンチグラフィで心集積が認められる疾患や病態[10]としては，異所性石灰化，心サルコイドーシス，急性心筋梗塞，心筋炎などの急性期心筋傷害，クロロキンによる心筋傷害，高齢者の肥大型心筋症，鉄剤の静脈注射などが該当するため，これらも考慮して評価を行う必要がある。

骨シンチグラフィにおける心臓のカウント量やStandard uptake value（SUV）を評価し，早期診断や治療前後の改善，予後との相関が検討されているが，まだ十分なデータの蓄積が得られていない[11]。ATTRアミロイドーシスの病勢と相関する画像診断は報告が少なく，今後，エビデンスの蓄積が期待される。

図4　肋骨骨折症例

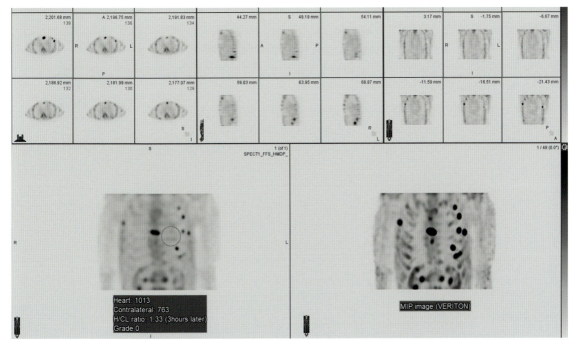

82歳女性。心不全にて入院。心エコーにて心肥大があり，心アミロイドーシスが疑われ，^{99m}Tc-HMDPシンチグラフィを施行した。プラナー像，SPECT像より肋骨骨折による骨集積を認め，H/CL測定のための関心領域は肋骨集積を避けて取られたが，H/CL比は1.33と軽度上昇を認めた。プラナー像，SPECT像では心集積はなくGrade 0と診断した。

5. 結論

　シンチグラフィはATTR心アミロイドーシスにおいて重要な検査である。診断のピットフォールを知り，早期に正確な診断をすることで，患者をなるべく早期に治療に導くことが求められる。

　近々，日本心臓核医学会のワーキンググループから，シンチグラフィの撮像方法と評価法に関する報告が発表される予定であるため，参考にしていただきたい。

> **コラム**

肋骨骨折がある「アミロイドーシス疑い患者」の骨シンチグラフィの評価

骨シンチグラフィにおいて肋骨骨折により骨集積が見られ，H/CL比が高く測定されてしまうことがある。このような症例ではH/CL比の測定の際に，心臓と対側胸部の関心領域に肋骨の骨集積がなるべく入らないように注意する必要がある。また，プラナーとSPECTの両方を見ることで，骨集積が心集積でないことを確認することも重要である(図4)。

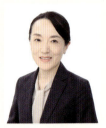

大滝裕香

文献

1) 日本循環器学会.2020年版心アミロイドーシス診療ガイドライン https://www.j-circ.or.jp/cms/wp-content/uploads/2020/02/JCS2020_Kitaoka.pdf ［2024年10月閲覧］
2) Benson MD, et al. Amyloid nomenclature 2018: recommendations by the International Society of Amyloidosis (ISA) nomenclature committee. Amyloid. 2018;25(4):215-219.
3) Wechalekar AD, et al. Systemic amyloidosis. Lancet. 2016;387(10038):2641-2654.
4) Wu Z, Yu C. Diagnostic performance of CMR, SPECT, and PET imaging for the detection of cardiac amyloidosis: a meta-analysis. BMC Cardiovasc Disord. 2021;21(1):482.
5) Bokhari S, et al. (99m)Tc-pyrophosphate scintigraphy for differentiating light-chain cardiac amyloidosis from the transthyretin-related familial and senile cardiac amyloidoses. Circ Cardiovasc Imaging. 2013;6(2):195-201.
6) Hutt DF, et al. Utility and limitations of 3,3-diphosphono-1,2-propanodicarboxylic acid scintigraphy in systemic amyloidosis. Eur Heart J Cardiovasc Imaging. 2014;15(11):1289-1298.
7) Tamarappoo B, et al. Simultaneous Tc-99m PYP/Tl-201 dual-isotope SPECT myocardial imaging in patients with suspected cardiac amyloidosis. J Nucl Cardiol. 2020;27(1):28-37.
8) Musumeci MB, et al. Low Sensitivity of Bone Scintigraphy in Detecting Phe64Leu Mutation-Related Transthyretin Cardiac Amyloidosis. JACC Cardiovasc Imaging. 2020;13(6):1314-1321.
9) Dori A, et al. Ser77Tyr transthyretin amyloidosis in Israel: Initial manifestations and diagnostic features. Ann Clin Transl Neurol. 2023;10(4):553-567.
10) Tahara N, et al. (99m) Technetium-pyrophosphate scintigraphy: a practical guide for early diagnosis of transthyretin amyloid cardiomyopathy. ESC Heart Fail. 2022;9(1):251-262.
11) Rettl R, et al. Monitoring tafamidis treatment with quantitative SPECT/CT in transthyretin amyloid cardiomyopathy. Eur Heart J Cardiovasc Imaging. 2023;24(8):1019-1030.

＜核医学＞

心臓核医学の上手な撮り方

榊原記念病院 放射線科　**鈴木 康裕**

ここがポイント！

- ⁹⁹ᵐTc-PYP/⁹⁹ᵐTc-HMDPを投与してから2〜3時間後の撮像を推奨。
- 最初にSPECT撮像（断層画像）は必須。
- プラナー撮像（平面画像）だけで検査を終了しない。
- テルル化亜鉛カドミウム（CZT）心臓用半導体SPECTも使用可能。

1. はじめに

　心臓核医学による心アミロイドーシスの画像検査は，シンチグラフィと呼ばれ，使用される放射性医薬品には⁹⁹ᵐTc-Pyrophosphate（⁹⁹ᵐTc-PYP），⁹⁹ᵐTc-3,3-diphosphono-1,2-propanodicarboxylic acid（⁹⁹ᵐTc-DPD:日本未発売），⁹⁹ᵐTc-hydroxy-methylene-diphosphonate（⁹⁹ᵐTc-HMDP）がある。

　これらの放射性医薬品はカルシウムに親和性を有するため，以前から骨シンチグラフィに使用されているが，ATTR心アミロイドーシスにおいても心筋に限局した著明な集積が認められ，その診断能は感度99％，特異度100％と報告されている[1]。

　また，ATTR心アミロイドーシスにおける⁹⁹ᵐTc-PYP/⁹⁹ᵐTc-DPD /⁹⁹ᵐTc-HMDPの心筋への集積機序は，カルシウム介在性（アミロイド沈着に伴い心筋障害が生じ，カルシウムが沈着した部位に⁹⁹ᵐTc-PYP/⁹⁹ᵐTc-DPD/⁹⁹ᵐTc-HMDPが結合）のメカニズムが推察されている。

2. 核医学検査について

　核医学検査で使用される装置には，SPECT装置とPET装置がある。この2つの装置は，使用される放射性医薬品から生じる放射線（主にガンマ線）のエネルギーによって使い分けられる。

　ATTR心アミロイドーシスの検査で使用される⁹⁹ᵐTc-PYP/⁹⁹ᵐTc-HMDPはSPECT装置を使用するため，PET装置については本稿では解説しない。SPECT装置の主な撮像法にはプラナー撮像法（平面画像），ホールボディ撮像法（全身平面画像），SPECT撮像法（断層画像）がある。

① プラナー撮像法（平面画像）

　放射性医薬品から生じる放射線の体内分布を，平面的に計測し画像化する方法である。平面的に画像化するため，放射性医薬品の体内分布が重なり合ってしまう場合があり，判別が困難となるのが欠点である。それを回避するためには正面，側面，斜位など複数方向からの撮像が必要となる。

② ホールボディ撮像法（全身平面画像）

プラナー撮像を連続的に行うことで，全身の放射性医薬品の体内分布を平面的に計測し画像化する方法である。全身平面画像を得ることができるため，全身の放射性医薬品の体内分布を一目で観察しやすい利点があるものの，撮像範囲が広範囲にわたるため撮像時間が長くなることと，プラナー画像と同様に体内分布の重なり合ってしまう場合があり，判別が困難となるのが欠点である。

③ SPECT撮像法（断層画像）

プラナー撮像を連続的に数十方向から得ることで，放射性医薬品の体内分布を立体的に画像化する方法である。断層画像を得ることができるため，放射性医薬品の体内分布を立体的に観察することが可能で，プラナー撮像法やホールボディ撮像法と併用されることが多い。欠点としては，数十回のプラナー撮像が必要となるため，撮像時間が長くなることとプラナー撮像法と比較して空間分解能が低下してしまうことである。しかしながら，近年ではSPECT装置と画像再構成技術の進歩により改善しつつある。

3. 心アミロイドーシス実践ポイントについて

2016年に米国心臓核医学会（ASNC）より心アミロイドーシス実践ポイント（CARDIAC AMYLOIDOSIS PRACTICE POINTS）が公開され，2019年にはASNCと欧州核医学会（EANM）の合同による実践ポイントが公開された。日本でも2020年に日本循環器学会（JCS）による『2020年版心アミロイドーシス診療ガイドライン』が公開されている。

さらに2021年にASNC，米国心臓病協会（AHA），米国心臓超音波学会（ASE），EANM，米国心不全学会（HFSA），国際アミロイドーシス学会（ISA），米国心臓血管MR学会（SCMR），米国核医学会（SNMMI）の8学会合同による，心アミロイドーシスにおけるマルチモダリティイメージングの専門家による合意推奨の補遺として，エビデンスに基づく標準化された画像診断法が公開された[2]。これは2019年の実践ポイントを大幅に改訂したものである。

4. 心臓核医学の上手な撮り方（2021年の実践ポイント[2]より）

① SPECT撮像（Step. 1）

$99mTc-PYP/$99mTc-HMDPの心筋集積を確認するため，最初に必ずSPECT撮像を行う。もし最初にプラナー撮像を行うと，99mTc-PYP/99mTc-HMDPの心臓の血液プール像，局所性心筋梗塞，骨折による肋骨高集積を鑑別できないからである。

また，撮像は投与から2〜3時間後に開始する[3~5]。投与から1時間後では心臓の血液プール像が強く見られることが多いため，心筋集積との鑑別が困難なことが多い。これは骨シンチグラフィの撮像開始タイミングと同じ考え方である。

次にSPECT画像上で心筋集積が視覚的に認められる場合は，Step. 2の半定量的視覚的評価に進む。もしSPECT画像上で心筋集積が認められない場合，プラナー撮像は必須ではない。

② ATTR心アミロイドーシスの半定量的視覚的評価（Step. 2）

SPECT画像から肋骨集積と心筋集積の視覚的評価をする（p.60参照）。このうちGrade 3の心筋集積が肋骨集積より大きく，肋骨集積が少ない，もしくは肋骨集積がない症例（**図1**）を提示する。

もし，SPECT画像による視覚的評価が不明確な場合はStep. 3のプラナー撮像を追加する。

| 図1 | 心アミロイドーシスの半定量視覚的評価 |

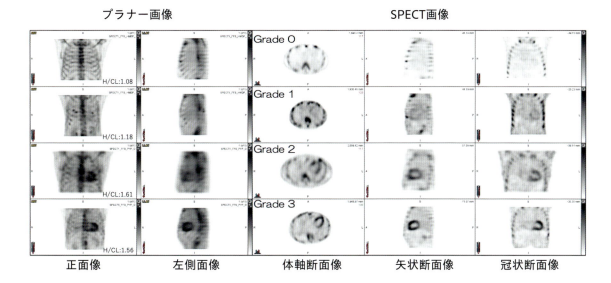

③ プラナー撮像(Step. 3)

正面像と左側面像(右胸心の場合は右側面像)の2方向のプラナー撮像を行う。評価は心臓/対側肺比(H/CL比)によって行う。

④ 心臓／対側肺比(H/CL比)

胸骨の重なりを避け,隣接する肺を含めずに心臓を最大限カバーするよう大きさを調整した上で,プラナー画像上に心臓を覆う円形の関心領域(ROI)を描画する。このROIを右心室が含まれないよう対側胸部上に同じ大きさで設定し,心臓と対側肺野のROIは横隔膜の上に描画する。H/CL比は対側肺ROI平均カウントに対する心臓ROI平均カウントの割合として計算する。

SPECTの視覚的評価で心筋集積が視覚的に確認された場合には,1時間後のH/CL比が1.5以上の場合,3時間後のH/CL比が1.3以上を陽性とする。

⑤ H/CL比による評価の注意点

ATTR心アミロイドーシスの診断は,H/CL比に基づいて行うことはできない。また,SPECT画像上で心筋集積がない場合もH/CL比は推奨されない。さらにSPECT画像による視覚的評価がGrade 2または3であれば,診断は確定しており,H/CL比の評価は必須ではない。

通常,H/CL比はSPECT画像による視覚的評価と一致する。SPECT画像による視覚的評価が不明確な場合において,H/CL比はSPECT画像による視覚的評価のGrade 1と2を陽性または陰性に分類するためには有用である。

5. より正確なATTR心アミロイドーシス診断のための工夫

① SPECT画像とX線CT画像の利用

SPECT画像だけでは視覚的評価が不明確な場合,X線CT画像との融合画像(Fusion画像)を作成することは有用である。最近のSPECT装置はX線CT装置と一体になったSPECT-CTが登場しており,容易にFusion画像を作成することができる。

また，SPECT単独装置であっても画像処理ワークステーションや画像解析ソフトによって，別で撮影されたX線CT画像とFusion画像の作成が可能である。これによって心筋と心内腔の血中プールの判別が容易となる。また，Fusion画像を作成する際には骨集積を基準にSPECT画像とX線CT画像の位置合わせを行う（図2）。

② 2核種同時SPECT撮像法

^{99m}Tc-PYP/^{99m}Tc-HMDPと，心筋血流評価に用いられる放射性医薬品である^{201}Tl-Clを追加投与することで，心筋と心内腔を視覚的に区別することができる。これは放射性医薬品から生じる異なるエネルギーを別々に画像化することで，2種類のSPECT画像を得る撮像法である（図3）。

③ テルル化亜鉛カドミウム（CZT）心臓用半導体SPECTの使用

2019年の実践ポイントではCZT心臓用半導体SPECTの使用は「さらなる検証が必要である」とされていたが，2021年の実践ポイントでは新たな文献[6,7]においてCZT心臓用半導体SPECTの使用は「可能」との記述がある。ただし，いずれの文献も使用されているCZT心臓用半導体SPECT装置はD-SPECTである。

図2 X線CT画像とのFusion画像（心アミロイドーシス症例）

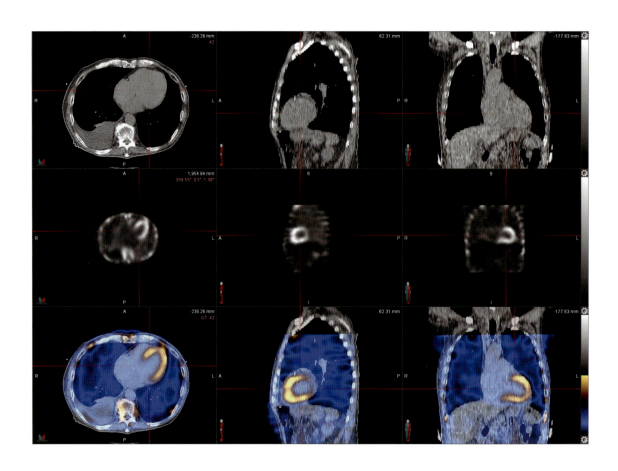

図3　2核種同時SPECT撮像法

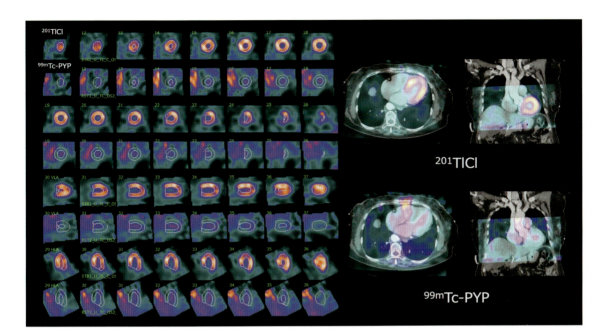

文献

1) Gillmore JD, et al. Nonbiopsy diagnosis of cardiac transthyretin amyloidosis. Circulation. 2016; 133: 2404-2412.
2) Dorbala S, et al. ASNC/AHA/ASE/EANM/HFSA/ISA/SCMR/SNMMI expert consensus recommendations for multimodality imaging in cardiac amyloidosis: Part 1 of 2-evidence base and standardized methods of imaging. Circ Cardiovasc Imaging. 2021;14: e000029.
3) Sperry BW, et al. Technetium pyrophosphate nuclear scintigraphy for cardiac amyloidosis: Imaging at 1 vs 3 hours and planar vs SPECT/ CT. J Nucl Cardiol. 2020;27(5):1802–1807.
4) Masri A, et al. Efficient 1-hour Technetium-99m pyrophosphate imaging protocol for the diagnosis of Transthyretin Cardiac Amyloidosis. Circ Cardiovasc Imaging. 2020;13: e010249.
5) Castano A, et al. Multicenter study of planar Technetium 99m pyrophosphate cardiac imaging: Predicting survival for patients With ATTR Cardiac Amyloidosis. JAMA Cardiol. 2016;1(8):880–889.
6) Tamarappoo B, et al. Simultaneous Tc-99m PYP/Tl-201 dual-isotope SPECT myocardial imaging in patients with suspected cardiac amyloidosis. J Nucl Cardiol. 2020; 27:28–37.
7) Manrique A, et al. Quantification of myocardial (99m) Tc-labeled bisphos- phonate uptake with cadmium zinc telluride camera in patients with transthyretin-related cardiac amyloidosis. EJNMMI Res. 2019; 9:117.

> コラム

現場にいる診療放射線技師からのワンポイントアドバイス

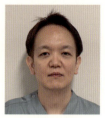

鈴木康裕

　私たち診療放射線技師は，主に放射線を用いる医療画像のスペシャリストで，診療に必要な画像を適切に撮影・撮像し，それを医師に提供するのが仕事である。

　近年，画像をどのように計測評価するかに注目が集まり，撮像方法や検査方法が二の次になっているような気がする。さまざまな疾患や部位によって撮像方法や検査方法が決められており，心アミロイドーシスの核医学検査も例外ではない。たとえば欧米の学会では細かくプラナー/SPECT撮像条件が定められている。しかし残念ながら日本循環器学会の診療ガイドラインには，核医学検査画像の評価法のみで撮像方法の記載がない。

　まずは，自分の施設で使用しているSPECT装置の基本性能を把握しよう。そして自主的に性能評価を行い，性能維持に必要な保守点検・機器調整は必ず実施しよう。その上で国内外の最新情報や文献を参考にして，撮像条件と画像再構成条件を決定することを勧める。

　筆者はシステム感度・空間分解能も非常に悪いSPECT装置にとって，画質を決定する最重要因子は収集カウント数だと考えている。無理に空間分解能を追い求めないでほしい。たとえば極端な話，ATTR心アミロイドーシスにおけるSPECT撮像時のマトリックスサイズを128×128から64×64に下げることで，画素当たりのカウント数は4倍になる。空間分解能が悪くなる反面，画像再構成時にSPECT画像をぼかすフィルター設定を強くせずにすむ。結果的に診断に適したSPECT画像が得られることが多い。ただし，撮像条件を変更する際には臨床使用時を想定した検証を必ず行ってほしい。

　余談だが，筆者の施設には，最新鋭のCZT全身用半導体SPECTが導入されている。従来のSPECT装置よりもシステム感度・空間分解能ともに4倍である。ATTR心アミロイドーシスの検査であれば256×256の画素数で^{99m}Tc-PYP 370MBqを使用してSPECT撮像時間は5〜10分である。プラナー撮像はできないが，仮想プラナー画像を作成することが可能である。今後，このような高性能SPECT装置が普及することを願っている。

　最後に従来のSPECT装置ではできなかった最新鋭のCZT全身用半導体SPECTの動画を読者に公開する。

SPECT動画

（QRコード読み込み先のリンクに動画を公開中）

心アミロイドーシス
病態と治療，画像診断の最前線

2025年3月10日　第1版第1刷発行

監　　修　磯部光章(榊原記念病院)
編　　集　井口信雄(榊原記念病院)
発 行 者　須永光美
発 行 所　ライフサイエンス出版株式会社
　　　　　〒156-0043 東京都世田谷区松原6-8-7
　　　　　TEL：03-6275-1522　FAX：03-6275-1527
　　　　　https://www.lifescience.co.jp/
デ ザ イン　株式会社東京アドメディカ
印　　刷　大村印刷株式会社

ISBN 978-4-89775-489-5　C3047
©ライフサイエンス出版株式会社

JCOPY <(社)出版者著作権管理機構 委託出版物>本書の無断複写は，著作権法上での例外を除き禁じられています。複写される場合 は，そのつど事前に，(社)出版者著作権管理機構(TEL 03-5244-5088, FAX 03-5244-5089, e-mail: info@jcopy.or.jp)の許諾を得てください。

※本書はファイザー株式会社の教育助成の支援により作成されました。